Eine starke Leber durch richtige Ernährung

Hinweis: Die Autorin hat für dieses Buch nach bestem Wissen und Gewissen recherchiert (ohne Anspruch auf Vollständigkeit).
Autorin und Verlag können keine Haftung in Bezug auf die empfohlenen Anwendungen übernehmen. Bei ernsthaften Beschwerden ersetzt die Lektüre dieses Buches nicht den Besuch bei einem Arzt/einer Ärztin.

STYRIA
BUCHVERLAGE

Wien – Graz – Klagenfurt

ISBN 978-3-7088-0742-3

Bücher des Kneipp Verlages gibt es
in jeder Buchhandlung und unter
www.kneippverlag.com

Fotos:
iStock by Getty Images: S. 5 lenokorzh, 6 Tharakom, 9 4X-image, 12 Antonio Diaz, 15 Geber86, 19 Grafissimo, 21 Global Stock, 22 DKsamco, 24 hobo_018, 31 gaffera, 34 icefront, 35 Camp-Photo, 36 kupicoo, 39 isabela66, 40 LuckyBusiness, 43 hoozone, 45 13-Smile, 46 querbeet, 47 coramueller, 49 solidcolours, 56 Steve Debenport, 63 Lilechka75, 64 lenokorzh, 75 Lilechka75, 79 AnnaPustynnikova, 80 Olaf Speier, 85 Stephen Ackerman, 87 9dreamstudio, 93 zia_shusha, 99 Denina777, 100 alexbai, 105 Archeophoto, 109 bhofack2, 113 Mariha-kitchen, 114 Olha_Afanasieva, 119 Elena_Danileiko, 121 Teleginatania, 125 Lora-Sutyagina
fotolia: S. 74 Africa Studio
shutterstock: Cover sarsmis, S. 69 Stolyevych Yuliya
Privat: Autorenfoto U4
Illustrationen: Christine Dobretsberger nach Hermann Vogtenhuber

Cover: Emanuel Mauthe, Oskar Kubinecz, www.kubinecz.at
Grafische Gestaltung: Christine Dobretsberger, www.lineaart.at
Lektorat: Kneipp Verlag

Druck und Bindung: AduPrint
Printed in the EU
7 6 5 4

Katharina Ziegelbauer

Eine starke LEBER durch richtige Ernährung

KNEIPP
VERLAG WIEN

INHALT

Rezepte

Frühstück und Süßes

Suppen und Salate

Hauptmahlzeiten

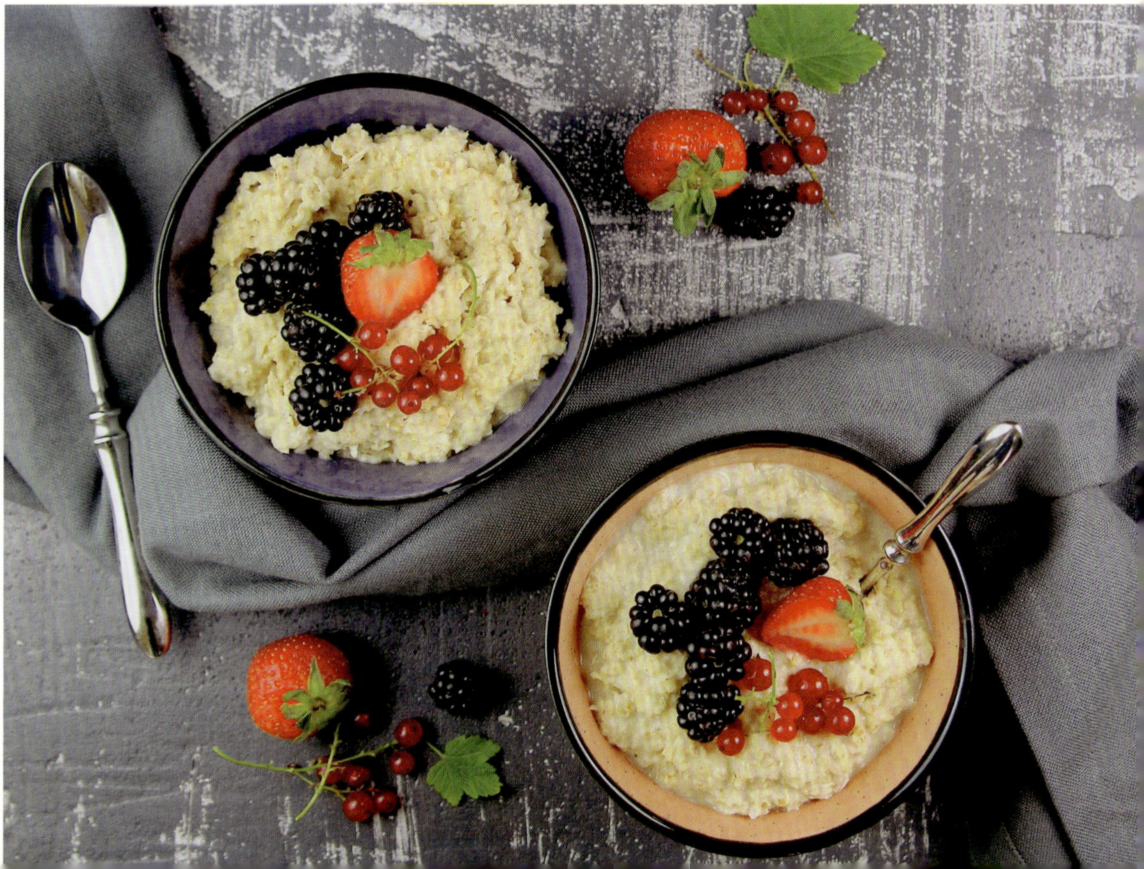

Wie Sie dieses Buch verwenden können

Ich bin Katharina Ziegelbauer und helfe Menschen dabei, die für sie passende Ernährung nach der Traditionellen Chinesischen Medizin (TCM) zu finden. Dabei ist die TCM nie Dogma, sondern immer nur Werkzeug – es kann Ihnen helfen, Ihre ganz persönliche Ernährungsweise zu finden. Denn jeder von uns is(s)t anders!

Auslöser für mein Interesse an der TCM war eine starke Neurodermitis, die ich mit der Ernährungsumstellung in den Griff bekommen habe (nebenbei wurde meine Verdauung viel besser, mein Energielevel stieg steil an und häufige Beschwerden wie Kopfweh oder das Prämenstruelle Syndrom, PMS, verschwanden). Das hat mich sehr begeistert und nun will ich meine Erfahrungen und mein Wissen weitergeben, um Menschen mit ähnlichen Problemen zu helfen.

Mein Ziel ist es, zu zeigen, dass das Essen nach TCM sehr einfach ist. Es funktioniert ohne exotische Zutaten und komplizierte Rezepte und verbessert viele körperliche Beschwerden. Gesunde Ernährung nach TCM schmeckt und macht Spaß! Und tut einfach gut.

Warum ein Buch über die Leber?

An meinen Klienten merke ich, dass die Leber bei fast allen Menschen im Ungleichgewicht ist. Das liegt wahrscheinlich an unserer westlichen Leistungsgesellschaft und am großen Druck, dem viele von uns ausgesetzt sind. Und die Leber hasst Druck! So zeigen sehr viele Menschen die typischen Symptome einer Leber-Qi-Stagnation: Kopfschmerzen, innere Anspannung, depressive Verstimmung, Verdauungsbeschwerden.

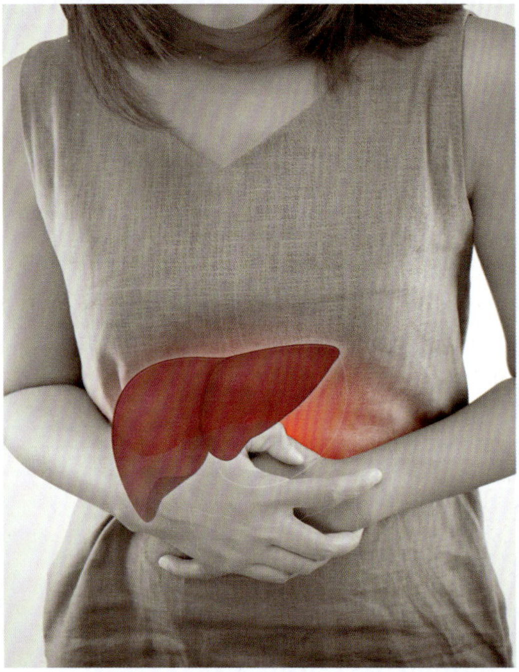

All das kenne ich – aus eigener Erfahrung – gut, besser gesagt, kannte ich gut. Denn seit ich im Alter von 30 Jahren die TCM-Ernährung entdeckt und meine eigene Ernährungsweise dementsprechend umgestellt habe, sind meine Beschwerden Vergangenheit (das können Sie auch schaffen!). Ich habe erkannt, dass gerade die Kombination aus Zucker, Kuhmilch(pulver) und billigen Fetten eine sehr große Belastung darstellt (mein Hauptnahrungsmittel war über viele Jahre Schokolade).

Mit diesem Buch möchte ich dazu beitragen, dass Sie die typischen Leber-Symptome besser verstehen und ihnen entgegenwirken können – mit einfachen Änderungen Ihrer Ernährungsgewohnheiten und Ihres Lebensstils. Mein Fokus liegt auf der Alltagstauglichkeit der Empfehlungen: Wichtig ist das, was wir wirklich tun! Alle Theorie ist grau.

Sie erfahren in diesem Buch Theoretisches und Praktisches: welche Symptome typisch für eine geschwächte Leber-Energie sind und wie Sie damit umgehen, wie Sie Ihre Leber mit einem 6-Wochen-Programm stärken können und vieles mehr.

Ich beschränke mich hier bewusst auf jene Ansätze, die Sie in der Praxis wirklich brauchen können. In der Literaturliste (siehe Seite 128) finden Sie Bücher, die weiterführende Informationen bieten.

Der zweite Teil des Buches enthält schmackhafte und einfache Kochrezepte, die Ihre Leber stärken. So können Sie in Ihrem Alltag sofort beginnen, die Leber mit der richtigen Ernährung zu unterstützen. Bei jedem Rezept finden Sie Angaben zur Wirkung der einzelnen Zutaten sowie die Information, bei welchem Syndrom es hilfreich ist (z. B. Stangensellerie-Salat bei Leber-Qi-Stagnation). Die Rezepte sind vegetarisch.

Fünf Vorschläge für den „Umgang" mit diesem Buch:

1. Wenn Sie Lust haben, Ihrer Leber gleich einen ordentlichen Gesundheits-Boost zu gönnen, starten Sie direkt mit dem 6-Wochen-Programm (siehe Seite 50). Darin führe ich Sie Schritt für Schritt durch Ihre persönliche Leberkur, angepasst an Ihren Alltag. Das heißt, es ist kein dogmatisches, strenges Programm – Sie bekommen vielmehr stets Alternativen geboten, die Sie flexibel an Ihre Bedürfnisse anpassen können. Für das Programm brauchen Sie nur Nahrungsmittel und Getränke, Sie müssen keine Nahrungsergänzungsmittel oder anderes kaufen.
2. Oder Sie probieren einfach, häufig nach den „10 Kochtipps für eine fitte Leber" (siehe Seite 57) zu kochen und kosten sich durch die Rezepte. Auch so tun Sie Ihrer Leber schon einen sehr großen Gefallen! Kleine Schritte können viel bewirken (etwa wenn Sie mehr grünes Gemüse essen oder weniger Kaffee trinken) ...
3. Wenn Sie wissen wollen, was Ihre Symptome bedeuten, schauen Sie bitte bei der Beschreibung der einzelnen Syndrome nach (bzw. in den jeweiligen Tabellen und Listen, ab Seite 22). Bei jedem Rezept finden Sie auch die Angabe, gegen welches Syndrom es besonders empfehlenswert ist (z. B. Ofengemüse mit Joghurtsauce bei Leber-Hitze und Leber-Qi-Stagnation).
4. In der Tabelle mit den wichtigsten Nahrungsmitteln für die Leber (siehe Innenklappen des Buches) können Sie sich direkt jene Lebensmittel heraussuchen, die für Ihre Syndrome am effektivsten sind.
5. Wollen Sie einen leberstärkenden Kräutertee probieren? Ab Seite 44 finden Sie Angaben zur Wirkweise der wichtigsten Kräuter für Ihre Leber. Beachten Sie bitte auch die Warnhinweise für die Anwendung, die Kräuter wirken teilweise sehr stark.

Haben Sie Fragen zu diesem Buch? Ich helfe Ihnen gerne weiter.

Sie finden mich auf

- **Facebook** (www.facebook.com/ErnaehrungsberatungWien)
- **Twitter** (https://twitter.com/KatharinaZ)
- **meinem Blog** (www.ernaehrungsberatung-wien.at/blog)
- Weitere Bücher und Online-Kurse gibt es in meinem e-Shop: www.ernaehrungsberatung-wien.at/e-shop

Viel Vergnügen beim Lesen und Kochen!
Ihre

Katharina Ziegelbauer

PS: *Ich möchte darauf hinweisen, dass die Lektüre dieses Buches nicht den Besuch beim Arzt ersetzt. Ich übernehme keine Verantwortung für die Umsetzung der Empfehlungen, die in der Eigenverantwortung der Leser liegt. Bei stärkeren Beschwerden und Schmerzen wenden Sie sich bitte immer an Ihren Arzt. Außerdem darf ich anmerken, dass ich aus Gründen der leichteren Lesbarkeit die männliche Sprachform verwende. Sämtliche Ausführungen gelten selbstverständlich in gleicher Weise für beide Geschlechter.*

Ist Ihre Leber-Energie im Gleichgewicht?

Finden Sie heraus, ob Ihre Leber in einem guten energetischen Zustand ist: Die Liste auf der hinteren Klappe zeigt die typischen Symptome bei einem Ungleichgewicht. Je mehr Häkchen Sie machen können, desto wichtiger ist es, dass Sie sich besser um Ihre Leber kümmern – Informationen, Tipps und Rezepte in diesem Buch helfen Ihnen dabei.

Was Sie über die Leber aus Sicht der TCM wissen müssen

Ein wichtiger Hinweis vorab: Die Organe, wie z. B. die Leber, haben in der TCM nicht dieselbe Bedeutung wie in der Schulmedizin.

Die Organe nach TCM

In der TCM geht es immer um die Funktionen der Organe, weshalb sie häufig als „Funktionskreise" bezeichnet werden. Ich bleibe hier beim Ausdruck „Organe" und bitte Sie, im Hinterkopf zu behalten, dass dieser Begriff nur teilweise etwas mit unserer westlichen Vorstellung von einem Organ zu tun hat.

Im Folgenden lernen Sie die wichtigsten Funktionen des Organs Leber aus Sicht der Traditionellen Chinesischen Medizin kennen. Sie werden merken, dass sich das sehr von unserer westlichen Vorstellung unterscheidet. In der Schulmedizin ist die Leber vor allem für den Stoffwechsel und die Entgiftung zuständig.

Die Leber gehört zum Element Holz

Die Theorie der fünf Elemente und ihre Zuordnungen sind ein Teilbereich der Traditionellen Chinesischen Medizin. Andere Teilbereiche sind beispielsweise das Yin-Yang-Modell oder die Meridian-Lehre. In der Praxis nimmt man sich einfach aus jedem Bereich das heraus, was nützlich für das jeweilige Problem ist.

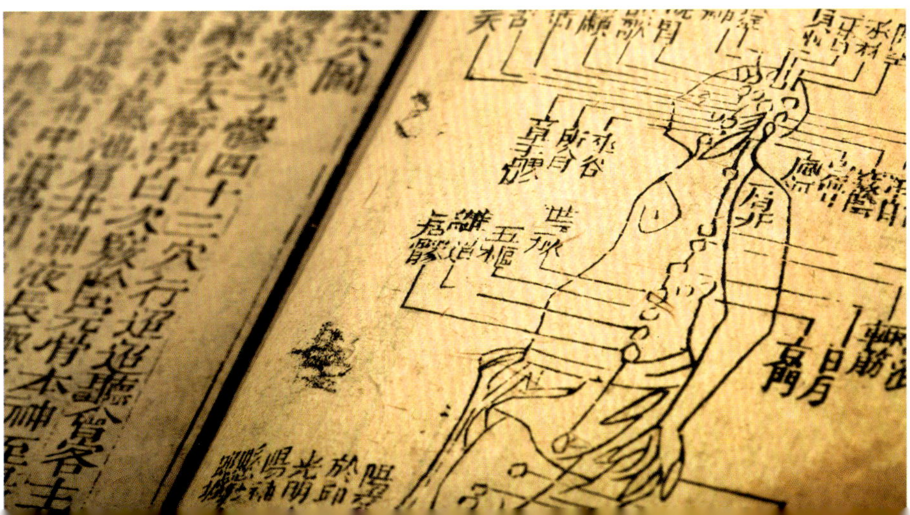

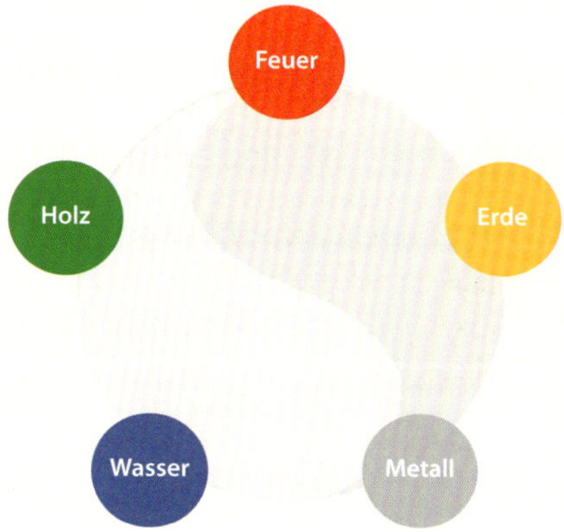

Element	Holz	Feuer	Erde	Metall	Wasser
Farbe	Grün	Rot	Gelb/Orange/ Braun	Weiß	Dunkel/ Schwarz
Geschmack	sauer	bitter	süß	scharf	salzig
Organ	Leber/ Gallenblase	Herz/ Dünndarm	Milz/Magen	Lunge/ Dickdarm	Niere/Blase
Emotion	Wut/Zorn	Freude/Gier/ Übererregung	Grübeln/ Sorgen	Kummer/ Traurigkeit	Angst/ Trauma
Jahreszeit	Frühling	Sommer	Spätsommer	Herbst	Winter
Lebenszeit	Kindheit	Jugend	Erwachsenen-alter	frühes Alter	Alter
Seele	**Hun** Unbewusstes, Träume	**Shen** Ausstrahlung, Bewusstsein	**Yi** Intellekt, Denken	**Po** Psychosomatik	**Zhi** Willenskraft
Klimafaktor	Wind	Hitze	Feuchtigkeit	Trockenheit	Kälte
Yin/Yang	kleines Yang	großes Yang	Ausgleich	kleines Yin	großes Yin

Es gibt noch viele weitere Zuordnungen – einen umfassenden Überblick darüber gibt z. B. Bengt Jacoby auf den Seiten 36 und 37 seines Buches „Gesünder leben mit den fünf Elementen".

Auf die Seele der Leber, den Hun, gehe ich in diesem Buch nicht gesondert ein. Sie ist mit unserem Unbewussten zu vergleichen, das sich unter anderem in den Träumen zeigt. Sehr lebhafte Träume oder Albträume können deshalb ein Ungleichgewicht der Leber zeigen. Der Hun ist in unserem Blut verwurzelt. Wenn zu wenig Blut da ist (siehe „Leber-Blut-Mangel“, Seite 26), führt das zu innerer Unruhe, Schlafproblemen, im Extremfall zu manischem Verhalten. Der Hun geht sozusagen auf Wanderschaft. Wenn Sie sich für das Thema interessieren, empfehle ich Ihnen das Buch „Die Wandlungsphasen der traditionellen chinesischen Medizin“ (siehe Literaturliste, Seite 128).

So nutzen Sie die Tabelle auf der linken Seite zur Stärkung Ihrer Leber:

- Nahrungsmittel in der jeweiligen Farbe stützen das entsprechende Organpaar (z. B. grüne Nahrungsmittel die Leber/Gallenblase).
- Nahrungsmittel des jeweiligen Geschmacks stützen ebenfalls das entsprechende Organpaar. Beachten Sie aber: Das gilt nur, wenn Sie dabei nicht übertreiben. Wenig Saures stärkt die Leber/Gallenblase, zu viel Saures schwächt sie. Etwas Zitrone im Wasser oder zum Würzen einer Mahlzeit ist also günstig, zwei Gläser Orangensaft pro Tag schaden wahrscheinlich Ihrer Leber/Gallenblase auf Dauer.
- Unterstützen Sie Ihren Körper der Jahreszeit entsprechend, indem Sie mehr Nahrungsmittel der jeweiligen Farbe und des jeweiligen Geschmacks essen. Mehr grüne Nahrungsmittel wie frische Kräuter und etwas mehr saurer Geschmack im Frühling unterstützen z. B. die Leber.

Seien Sie wie Bambus, biegsam und stark

Flexibel, biegsam und weich – und doch stark, belastbar und stabil: So ist Bambus, der in der TCM als ideales Bild für eine gesunde Leber gilt. Starr, hart und stur zu sein ist hingegen Zeichen eines Ungleichgewichts in der Leber. Das gilt auch für Ihren Körper. Wenn Sie verspannt und eher unbeweglich sind, einen steifen Rücken haben, so zeigt das eine Störung des Holz-Elements.

Bambus biegt sich im Wind, ohne zu brechen. Wir Menschen sollten auch bereit sein für Veränderungen und Neues. Altes loszulassen, Neues zu wagen, immer wieder über die eigenen Grenzen hinauszugehen – das liebt die Leber. Sie will wachsen, sich entfalten und entwickeln.

Alle kreativen Tätigkeiten entsprechen der Leber und stärken sie. Druck und übertriebene Leistungserwartung schwächen sie. Die zugehörige Lebensphase ist die Kindheit. Wir können uns die Kinder zum Vorbild nehmen, um unsere Leber zu stärken: neugierig sein, ohne Versagensangst alles ausprobieren, spielen und uns spielerisch bewegen, die Welt erobern und nie aufgeben!

Auch die Jahreszeit, die nach den fünf Elementen zur Leber gehört, zeigt diesen Aspekt. Im Frühling sprießt alles, die Knospen treiben aus, die Pflanzen wachsen nach oben, ins Licht der Sonne. Ein kleines Pflänzchen drängt große Mengen Erde beiseite, um sich entfalten zu können. Das zeigt die Kraft, die im Holz-Element enthalten ist.

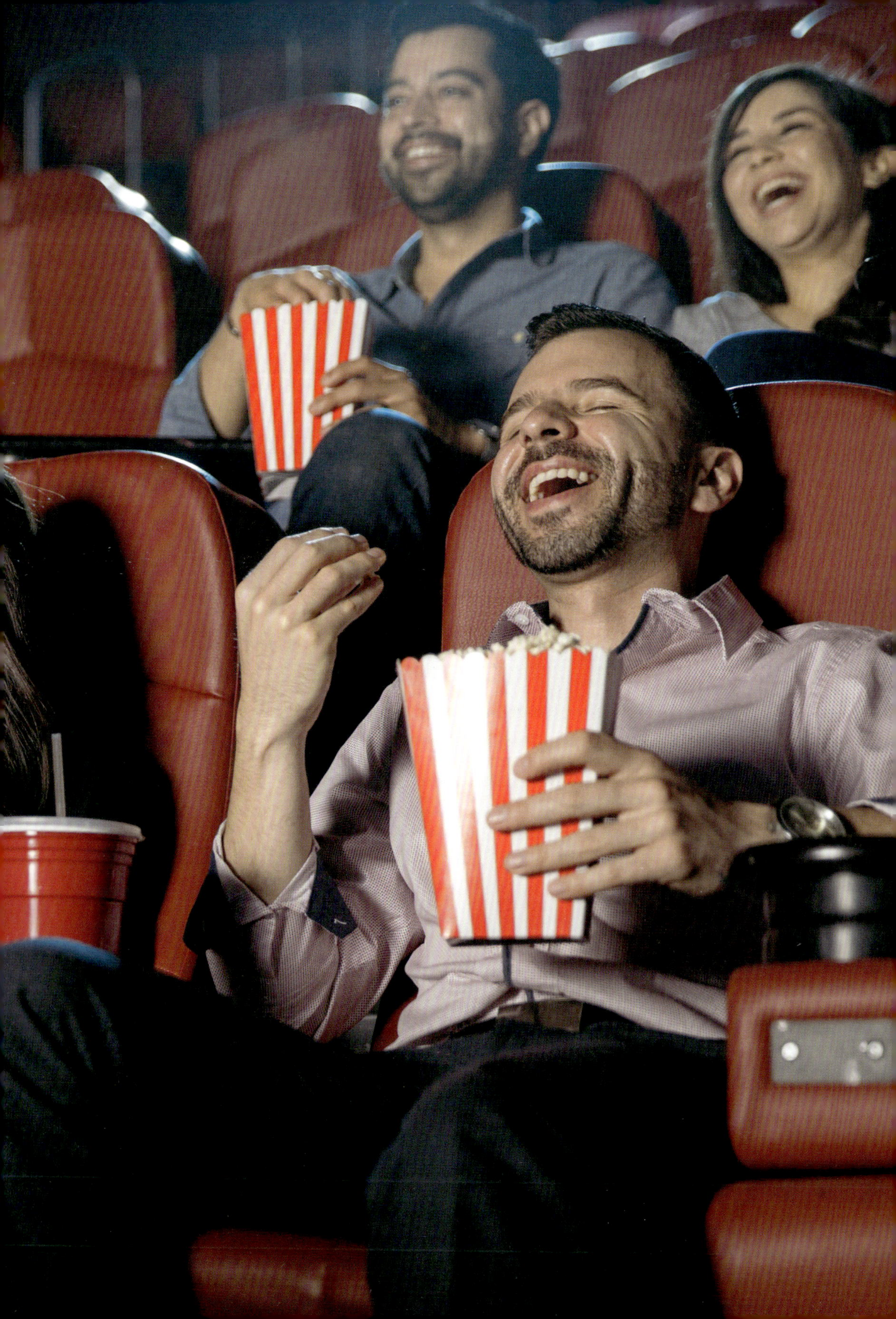

Mit diesen Gewohnheiten stärken Sie Ihr Holzelement:

- Beginnen Sie etwas Neues: Lernen Sie ein Musikinstrument, beginnen Sie zu malen, lernen Sie eine Sprache oder beginnen Sie zu boxen.
- Bewegen Sie sich spielerisch, ohne Leistungsdruck. Laufen Sie, statt zu gehen, springen Sie herum wie Kinder oder kleine Hunde. Tanzen und singen Sie dabei aus vollem Hals. Machen Sie nur Sport, der Ihnen Spaß macht.
- Sorgen Sie für Ihr geistiges und spirituelles Wachstum: Lesen Sie Bücher, hören Sie interessante Hörbücher, besuchen Sie Seminare, schließen Sie sich einer Diskussionsgruppe an. Ein Baum hört auch nie auf, zu wachsen.
- Bringen Sie mehr Spaß in Ihr Leben. Beginnen Sie den Tag mit einem Lächeln und versuchen Sie einmal, einfach ohne Grund zu lachen. Schauen Sie sich lustige Filme an und treffen Sie sich mit Menschen, die Ihnen guttun und die Sie fröhlich machen.
- Hinterfragen Sie regelmäßig Ihre Überzeugungen über das Leben. Sind diese wirklich wahr? Oder gibt es Meinungen, die Sie loslassen könnten? Versuchen Sie, offen für andere Sichtweisen zu sein, und seien Sie sich sicher, dass Sie auch ohne starre Meinungen ein wertvoller, aufrechter Mensch sind.

Die Leber sorgt für den freien Fluss des Qi

Das Qi – die „Lebensenergie" – fließt durch den ganzen Körper und versorgt alle Organe und Körperteile mit Wärme, Kraft und Schutz. Wir brauchen ausreichend Qi, um gesund zu sein. Den Großteil davon bekommen wir durch unsere Ernährung: Die Milz ist zuständig dafür, das Qi aus der Nahrung zu extrahieren.

Die Leber hat die Aufgabe, den freien Fluss des Qi zu kontrollieren. Wenn das Qi nicht frei fließt, kommt es über kurz oder lang zu Schmerzen oder anderen körperlichen Problemen. Da das Qi auch das Blut bewegt, führt eine Qi-Stagnation über kurz oder lang zu einer Blut-Stagnation.

Wandernde, leichte Schmerzen deuten auf eine Qi-Stagnation, fixierte, starke Schmerzen auf eine Blut-Stagnation hin (z. B. starke Menstruationsbeschwerden mit klumpigem Blut, Endometriose).

Was auf den Qi-Fluss wirkt:

- Gefühle, z. B. Ärger, Freude, Angst, Traurigkeit (Sie merken das etwa daran, dass Sie bei Angst einen richtigen Klumpen im Bauch haben, dass es sich quasi staut)
- äußere Einflüsse wie das Wetter und unsere Ernährung
- Stress, Zeitdruck und Hektik
- Schmerzen (sie können einerseits zu einer Stagnation führen, andererseits selbst durch eine Stagnation ausgelöst werden)

Ein freier Qi-Fluss sorgt dafür, dass wir emotional ausgeglichen sind, also nicht unter starken Gefühlsschwankungen oder Wutausbrüchen leiden, dass wir eine regelmäßige Verdauung bzw. eine regelmäßige Menstruation haben und dass wir frei von Schmerzen sind.

Wetteränderungen stören uns nicht. Außerdem sind wir flexibel und anpassungsfähig in unseren Ansichten und damit das Gegenteil von stur und starr. Wir können uns gut auf neue Situationen und Veränderungen einlassen, ohne die Angst, unser Gesicht zu verlieren. Wir machen gerne Pläne und setzen uns Ziele, können diese aber auch ohne große Probleme wieder abändern.

Wie merken Sie, dass Ihr Qi nicht frei fließt?

Die Leitsymptome sind

- Spannungsgefühle unter den Rippenbögen (seitlich des Bauches),
- eine gereizte Stimmung bzw. Frustrationsgefühle (es fühlt sich an, als ob „alles stehen würde", oft ist eine große Ungeduld dabei und man fragt sich, „wann es endlich weitergeht"),
- Schmerzen, z. B. Krämpfe, Kopfschmerzen,
- unregelmäßige Blutungen, Schmerzen und PMS (sie zeigen alle eine Leber-Qi-Stagnation an – bei Frauen ist die Menstruation eng mit der Leber verbunden).

Häufig ist die Verdauung beteiligt, da die Leber auch hier den Fluss des Qi kontrolliert: Der Magen führt hinab (vom Mund über den Darm bis zum After), die Milz führt hinauf (sie ist für die Aufnahme der Nährstoffe zuständig). Bei Völlegefühl, Reflux oder Blähungen funktioniert dieser natürliche Fluss nicht optimal, das Qi geht in die falsche Richtung oder stagniert.

Im Fünf-Elemente-Zyklus kontrolliert Holz (Leber) die Erde (Milz). Eine zu aktive Leber, etwa wenn sie zu heiß wird, „attackiert" die Milz und es kommt zu Verdauungsbeschwerden. Abgesehen von zu üppiger Nahrung, zu vielen Fertigprodukten, Alkohol und Zucker führen vor allem Emotionen und Stress zu einer Leber-Qi-Stagnation.

Sie kennen sicher das Sprichwort: „Mir ist eine Laus über die Leber gelaufen." Die Leber reagiert sehr empfindlich auf emotionale Einflüsse, so kann ein Streit mit der Arbeitskollegin schon mal zu Kopfweh, Durchfall oder Blähungen führen.

Folgende Menschentypen neigen besonders zu einer Stagnation des Qi:

- Perfektionisten
- sehr rücksichtsvolle Menschen
- sehr beherrschte, kontrollierte Menschen
- sehr leistungsbetonte Menschen

Die Leber will sich frei entfalten, sie braucht Raum und möchte die Welt erobern. Was sie gar nicht mag, ist Druck – weder Leistungsdruck noch Zeitdruck. Wenn Sie Ihre Gefühle immer kontrollieren oder unterdrücken, belastet das auf Dauer Ihre Leber. Körperlich führt eine Leber-Qi-Stagnation, wenn sie über längere Zeit besteht, zu Hitze. Das können Sie sich wie einen Druckkochtopf vorstellen, in dem es brodelt (dieses Bild lässt sich auch ausbauen – denken Sie an plötzliche Wutausbrüche).

Die Leber speichert das Blut

Blut ist in der TCM die materielle Form des Qi. Es ist also nicht mit unserer westlichen Vorstellung von Blut gleichzusetzen, obwohl es einige Überschneidungen gibt (z. B. eisenreiche Nahrungsmittel stärken auch nach TCM das Blut, Anämie gilt als Blut-Mangel).

Wie entsteht das Blut nach TCM?

Hauptquelle für die Blutbildung ist das Qi, das mit Hilfe der Milz aus der Nahrung gewonnen wird. Wenn das Qi im Mangel ist (z. B. durch minderwertiges oder nicht ausreichendes Essen), folgt häufig auch ein Blut-Mangel. Das zeigt wieder die Bedeutung einer richtigen Ernährung: Sie ist nicht nur für die Qi-Produktion, sondern auch für den Zustand unseres Bluts verantwortlich. Nicht umsonst bildet die Ernährungstherapie die Basis für alle anderen Therapien in der TCM (Akupunktur, Kräutermedizin). Damit ausreichend Blut gebildet werden kann, muss also die Verdauung gut funktionieren.

Die Leber speichert das Blut und ist gemeinsam mit der Milz im Wesentlichen für dessen Qualität und Menge verantwortlich. Außerdem verteilt die Leber das Blut im Körper. Einen Mangel merken Sie z. B. an trockenen Augen (siehe auch „Die Leber öffnet sich in die Augen“, Seite 16), an einem blassen Gesicht, an Anämie. Wenn das Leber-Qi nicht frei fließt (siehe „Leber-Qi-Stagnation“, Seite 24) kommt es in Folge ebenfalls häufig zum Blut-Mangel. Das Qi hat nämlich auch die Aufgabe, das Blut zu bewegen.

Die Leber stellt außerdem das Blut für die Menstruation zur Verfügung. Spärliche oder ausbleibende Blutungen zeigen einen Leber-Blut-Mangel.

Das Blut im Körper

- nährt,
- befeuchtet,
- kühlt,
- beruhigt die Nerven,
- sorgt für guten Schlaf.

Typisch für einen Blut-Mangel sind also auch „dünne“ Nerven, Schreckhaftigkeit, innere Unruhe und Schlafprobleme.

Das hilft bei Blut-Mangel

Achten Sie bei Blut-Mangel auf ein nährstoffreiches Essen und eine gute Verdauung (stärken Sie die Milz mit regelmäßigen, gekochten Mahlzeiten) sowie auf den freien Fluss Ihres Leber-Qi. Außerdem sind ein ausreichender Nachtschlaf und Pausen untertags sehr wichtig für die Erholung des Bluts.

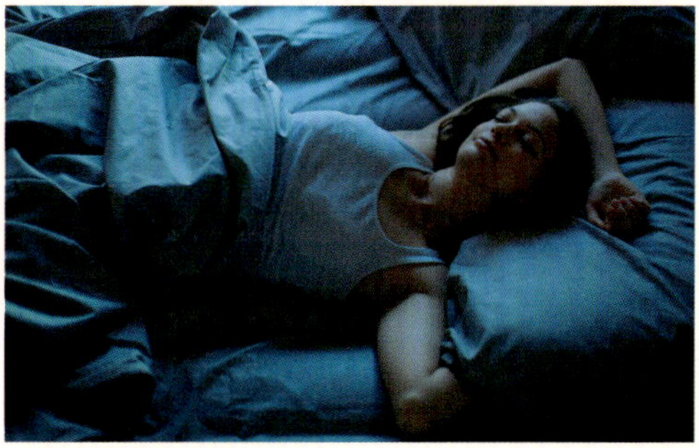

Die Leber öffnet sich in die Augen

Alle Symptome, die mit den Augen zu tun haben, zeigen eine Beteiligung der Leber – von der Bindehautentzündung über die Trockenheit bis zu tränenden Augen. Rote Augen deuten auf Leber-Hitze hin, gelbe Augen auf feuchte Hitze. Die Augen werden vom Leber-Blut genährt, welches für gute Sehkraft und gute Befeuchtung sorgt. Ich möchte betonen, dass das für die Sicht der TCM auf die Leber gilt. Es bedeutet nicht, dass Ihre Leberwerte im Labor nicht in Ordnung sind, wenn Sie rote oder tränende Augen haben.

Die Leber zeigt sich in den Nägeln

Glänzende, feste Finger- und Zehennägel sind Zeichen einer gesunden Leber. Wenn Ihre Nägel rissig sind, Rillen oder weiße Flecken haben, zeigt das in vielen Fällen einen Leber-Blut-Mangel. Sie können sich das so vorstellen: Es ist zu wenig Blut da, um bis zu Ihren Nägeln zu fließen (diese sind sozusagen „am Ende des Blutes“).

Die Leber beherrscht Sehnen und Bänder

Sehnen und Bänder werden von der Leber mit Blut genährt, sodass sie geschmeidig und fest bleiben. Eine Schwäche des Leber-Blutes kann dazu führen, dass die Bänder immer wieder überdehnt werden oder Sehnenscheidenentzündungen etc. auftreten. Bei Entzündungen ist auch eine innere Hitze vorhanden.

Die Muskelspannung wird ebenfalls von der Leber kontrolliert. Wenn Ihre Muskeln hart sind bzw. eine hohe Spannung zeigen oder zu Krämpfen neigen, deutet das auf eine angespannte Leber hin. Die Kraft der Muskeln gehört zur Milz (Erde), diese beherrscht das Fleisch.

Die Leber plant, die Gallenblase entscheidet

Machen Sie gerne Pläne und entwerfen Sie Strategien, um Ihre Ziele zu erreichen? Das zeigt eine gute Leber-Energie. Die Leber ist in der TCM nämlich der „General“, der Pläne macht und Strategien entwirft.

Menschen, die immer alles auf sich zukommen lassen, quasi dem Zufall überlassen, haben wahrscheinlich ein schwaches Leber-Qi. Sie wundern sich vielleicht, warum die Umstände in ihrem Leben nicht besser sind.

Sie kennen sicher auch jemanden, der zwar immer viele Ideen hat und Pläne macht, aber sich schwer für eine entscheiden kann und letztlich auf allen Hochzeiten tanzt. Das zeigt eine schwache Gallenblase. Die Gallenblase ist für das Treffen von Entscheidungen zuständig. Sie ist der „Beamte“, der für das Durchführen der Pläne verantwortlich ist. Wenn Sie sich nicht entscheiden können, bleiben Ihre Pläne in der Luft hängen.

Im Idealfall machen wir klare Pläne, um unsere Ziele zu erreichen, sind aber flexibel genug, um sie auch wieder zu ändern. Die Leber will sich frei entfalten und hasst Druck. Es ist also auch das Zeichen eines Ungleichgewichts, wenn wir jedes Detail im Leben planen, Spontaneität nicht ertragen und keine Abweichungen dulden (siehe „Seien Sie wie Bambus, biegsam und stark“, Seite 11).

Ein Mensch mit einer ausgeglichenen Leber-Energie kann sich auch wieder zurückziehen, wenn ihn die Durchführung der Pläne zu viele Ressourcen kostet oder wenn sie jemandem schaden könnte. Und er kann Kritik annehmen, ohne sich angegriffen zu fühlen.

Die Emotion der Leber ist die Wut

Als ich vor vielen Jahren in einer PR-Agentur arbeitete, bestellte mich mein Chef eines Tages in sein Zimmer. Er hielt mir einen Ordner vor die Nase und warf mir vor, dass ich einen Zettel falsch eingeordnet hätte. Er schrie mich an und hatte einen richtigen cholerischen Anfall. Damals hat mich das sehr belastet und ich bekam Albträume wegen seiner Ausbrüche. Heute weiß ich, dass er wohl eine zu „heiße“ Leber hatte. Dazu passte auch sein Lieblingsessen: gegrilltes Fleisch. Ich hingegen war der typische „Leber-Qi-Stagnations-Typ“, weil ich meinen Ärger vorzugsweise hinunterschluckte und nicht ausdrücken konnte.

Emotionen zählen in der Traditionellen Chinesischen Medizin zu den Auslösern von Krankheiten. Das gilt dann, wenn sie sehr heftig sind und/oder lange andauern – und wenn sie zu oft hinuntergeschluckt und nicht verarbeitet werden. Ein bisschen Wut und Aggression im Leben ist durchaus gesund!

Wenn wir unseren Ärger auf Dauer nicht zulassen und immer so tun, als ob ohnehin alles in Ordnung wäre, führt das zuerst zu einer Leber-Qi-Stagnation und später zu einer Leber-Hitze. Daraus können Krankheiten entstehen, wie Bluthochdruck, Verdauungsbeschwerden und Augenkrankheiten.

Wut, die sich in unkontrollierbaren Anfällen äußert, ist auf Dauer ebenfalls gesundheitsschädlich. Es geht, wie so oft in der TCM, um das richtige Maß. Drücken Sie Ihren Ärger aus, aber ohne andere körperlich oder seelisch zu verletzen. Das ist eine Kunst!

Die Leber und die Wut

Sowohl die ständige Unterdrückung von Ärger und Wut als auch das übertriebene Ausleben davon zeigen ein Ungleichgewicht der Leber an.

Die körperlichen Auswirkungen gehen in zwei Richtungen: Große Wut, Ärger und Zorn wirken erhitzend und führen auf Dauer zu einer Leber-Hitze und zu den damit verbundenen Beschwerden. Wenn die Leber aber durch andere Faktoren zu heiß ist, z. B. durch viel scharfes Essen und Alkohol, kann das erst zur Entstehung der heißen Emotionen Wut und Zorn führen.

Ärger und Wut zu unterdrücken, schnürt unser Qi ein und führt zu einer Leber-Qi-Stagnation, die sich auf Dauer auch zu einer Hitze entwickeln kann. Die Symptome einer Leber-Hitze sind tief gehender als jene einer Leber-Qi-Stagnation (z. B. heftige versus leichte Kopfschmerzen). Jede Emotion hat eine direkte Auswirkung auf unsere körperliche Energie und bestimmte Organsysteme. Wenn wir genau „hinspüren“, merken wir das auch. Zum Beispiel bekommen wir einen heißen Kopf, wenn wir uns ärgern. Und der Magen verknotet sich, wenn wir uns viele Sorgen machen (sich Sorgen machen ist die Emotion von Milz/Magen).

In unserer Sprache können wir Beispiele für diese Zusammenhänge finden:
- „Mir ist eine Laus über die Leber gelaufen."
- „Sei keine beleidigte Leberwurst."
- „Ich spreche frei von der Leber weg."
- „Da steigt mir die Galle hoch."
- „Er hat Gift und Galle gespuckt."

Wie können Sie verhindern, dass Ihre Gefühle Sie krank machen?
Gehen Sie in sich und schauen Sie ehrlich hin: Welche Emotionen sind bei Ihnen häufig da? Versuchen Sie, diese wieder in ein gesundes Maß zu bringen. Helfen können dabei:
- Meditation, Achtsamkeit
- das Üben von Toleranz und Offenheit
- Yoga, Qi Gong, Shiatsu
- Sportarten wie Boxen (um unterdrückte Gefühle herauszulassen)
- Psychotherapie
- das Schreiben eines Tagebuches
- die (erlernbare) Fähigkeit, Altes loszulassen
- ein regelmäßiger Rhythmus von Erholung und Arbeit
- ausreichender und regelmäßiger Schlaf
- ein Ausgleich von Anspannung und Entspannung (Pausen machen!)

Ernährungstipps finden Sie bei den Syndromen Leber-Qi-Stagnation und Leber-Hitze.

Der Wind beunruhigt die Leber

Haben Sie eine Abneigung gegen „windiges Wetter"? Oder bekommen Sie bei Wind Kopfschmerzen, werden Sie gereizt? Das könnten Zeichen sein, dass Ihre Leber nicht im Gleichgewicht ist. Der Wind ist ein klimatischer Einfluss, der mit dem Frühling verbunden ist, der Jahreszeit der Leber. Gerade im Frühling sollte man sich vor Wind schützen, um Krankheiten zu vermeiden. Äußerer Wind kann den Körper aber in allen Jahreszeiten befallen. Kälte, Feuchtigkeit und Hitze verbinden sich gerne mit Wind, um in den Körper einzudringen. Typisches Beispiel: Eine Erkältung gilt in der TCM als „Wind-Kälte", also als Kälte, die mit dem Wind in den Körper eingedrungen ist. Eine Grippeerkrankung mit hohem Fieber gilt als „Wind-Hitze", ebenso infektiöse Krankheiten.

In der Traditionellen Chinesischen Medizin stellt man sich vor, dass die äußeren klimatischen Bedingungen auch im Körperinneren herrschen und dort zu Ungleichgewichten führen können (innere Feuchtigkeit ist z. B. an Wasseransammlungen und Schweregefühl zu merken, innere Hitze als Sodbrennen oder roter Hautausschlag).

Der innere Wind befällt die Leber und sorgt für Symptome, die dem äußeren Wind ähneln: Er ist ständig in Bewegung, tritt plötzlich auf und wechselt schnell seinen Standort. Wie eine Böe kann er in einen Teil des Körpers fahren und dort für Aufruhr sorgen.

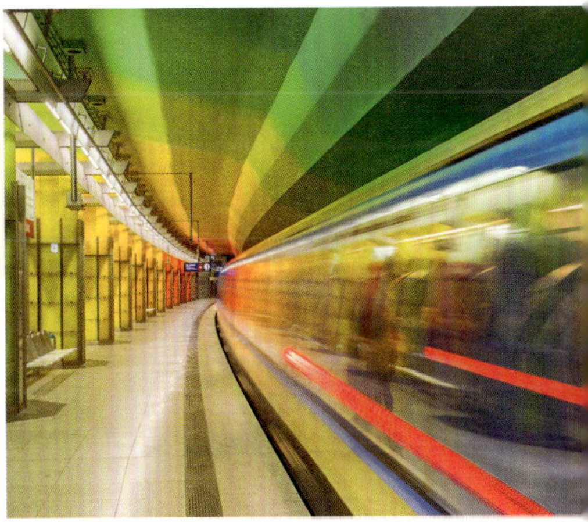

Beispiele für Symptome des inneren Leber-Winds:

- Muskelzittern, Tremor
- Tics
- Morbus Parkinson
- Drehschwindel
- Juckreiz

Ein extremer Fall von innerem Wind ist ein Schlaganfall, auch ein epileptischer Anfall gehört in dieses Bild. Sie können sich inneren Wind vorstellen wie einen Wind, der durch einen leeren U-Bahn-Schacht pfeift. Die Ursachen sind eine extreme Leere an Blut oder Yin (Substanz) oder eine große innere Hitze.

Die energetische Hochzeit ist zwischen 1 und 3 Uhr

Nach der Organuhr hat jedes Organ innerhalb der 24 Stunden eines Tages zwei Stunden lang eine energetische Hochzeit und zwölf Stunden später eine Tiefzeit. Auffälligkeiten zu diesen Tageszeiten können auf ein Ungleichgewicht des Organs hindeuten.

Wenn Sie etwa regelmäßig um 2 Uhr morgens aufwachen, könnte das eine Anspannung Ihrer Leber zeigen. Etwa zwölf Stunden später, d. h. zwischen 13 und 15 Uhr, ist ein Mittagsschlaf oder auch ein entspannender Spaziergang gut für Ihre Leber und unterstützt Sie während der Tiefzeit.

Die Gallenblase hat als das Partnerorgan der Leber zwischen 23 und 1 Uhr ihre Hochzeit. Tief zu schlafen ist um diese Zeit besonders wichtig, um Leber und Gallenblase zu stärken.

Der saure Geschmack reist zur Leber

„Sauer macht lustig“ – diesen Spruch kennen Sie bestimmt. Nach TCM stimmt das tatsächlich, da der saure Geschmack die Leber entspannt (und die Leber ist für Ärger, Zorn und Frust zuständig). Ein kleiner Orangensaft, ein Früchtetee oder ein paar Sprossen über dem Essen können bei Ärger beruhigend wirken.

→ Sauer in Maßen stärkt die Leber, zu viel sauer schwächt die Leber.

Zu viel Saures, das ist für die Leber z. B. jeden Tag zum Frühstück ein Joghurt mit Orangensaft oder ein in Essig ertränkter Salat zum Mittagessen.

Die meisten sauren Nahrungsmittel sind kalt bis kühlend. Beispiele dafür sind:

- Buttermilch
- Hagebuttentee
- Himbeeren
- Joghurt
- Kiwis
- Preiselbeeren
- Sauerkraut
- saure Sahne (Sauerrahm)
- Tomaten
- Weißwein
- Weizenbier
- Zitronen, Orangen

Aber es gibt auch saure Nahrungsmittel, die wärmend wirken. Beispiele dafür sind:

- Dill
- Essig
- Korianderkraut
- Petersilie

Sauer wirkt

- zusammenziehend (adstringierend),
- Säfte- und Substanz-bewahrend (gut fürs Yin).

Therapeutische Anwendung des sauren Geschmacks:

Sauer ist günstig bei:	Sauer ist ungünstig bei:
starkem Schwitzen im Sommer oder beim Sport	Anfangsstadium von Erkältungen (zieht den Krankheitserreger nach innen)
häufigem Aufenthalt in trockenem Raumklima (Computer, Klimaanlage)	Schleim- oder Feuchtigkeitssymptomen (z. B. Übergewicht, Ödemen, häufigen Erkältungen)
innerer Unruhe, zerstreutem Geist	Durchblutungsstörungen (z. B. Krampfadern, Hämorrhoiden, Angina Pectoris)

Geben Sie gerne viel Essig in den Salat? Ein starkes Verlangen nach sauren Nahrungsmitteln kann ein Zeichen sein, dass Ihre Leber im Ungleichgewicht ist, ebenso wie ein säuerlicher Geschmack im Mund. Auch wenn Sie Saures als grauslich empfinden, zeigt das ein Leber-Ungleichgewicht.

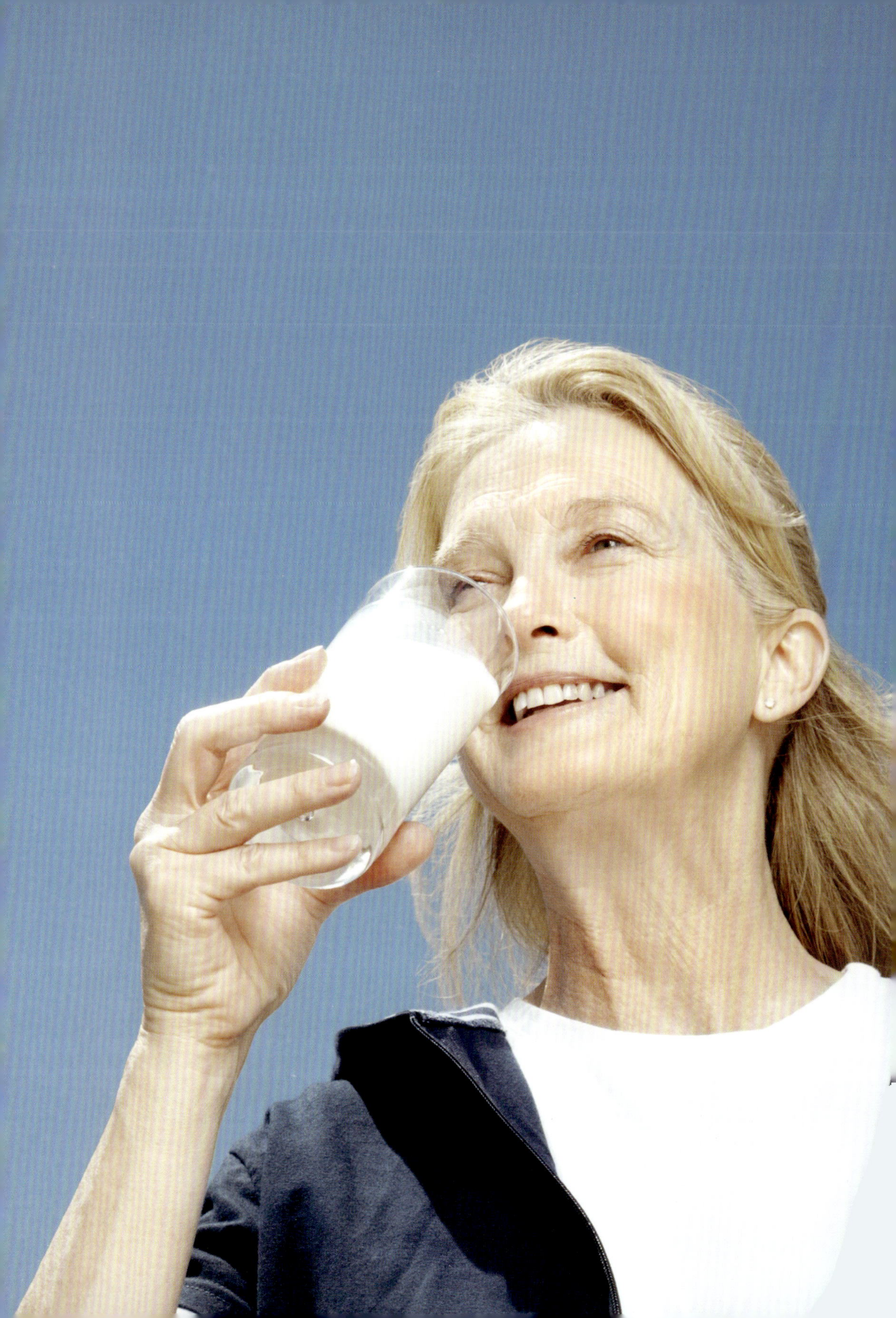

Die Syndrome der Leber – Ursachen und Therapien

In diesem Kapitel lernen Sie die typischen Symptome kennen, die ein Ungleichgewicht der Leber zeigen. Und Sie erfahren, welche Nahrungsmittel und Lebensstiländerungen helfen können.

Wichtiger Hinweis: Die Syndrome, die der Leber und der Gallenblase zugeordnet werden, sind nicht in allen TCM-Büchern dieselben. Bitte wundern Sie sich nicht, wenn Sie in anderen Büchern leichte Abwandlungen finden. So kommen z. B. die Syndrome „Gallenblasen-Qi-Mangel" und „Blut-Stagnation" in manchen Büchern vor, in anderen nicht. Ich habe jene Syndrome ausgewählt, die am häufigsten vorkommen und mir am wichtigsten erscheinen. „Kälte im Leber-Meridian" fehlt etwa in meiner Aufzählung (Symptome: Ziehen und Schmerzen im unteren Bauch und Hoden).

Aber zuerst noch eine wichtige Frage: Woran merkt man eigentlich, dass die Leber nach TCM im Gleichgewicht ist und dass es ihr gut geht?

Zeichen einer starken Leber-Energie

Das sind die Hinweise auf eine Leber, der es gut geht: Man hat eine regelmäßig Verdauung bzw. Menstruation, leidet nicht unter Schmerzen, Spannungsgefühlen oder Verspannungen, die Emotionen sind ausgeglichen. Der Mensch ruht in sich selbst und ist offen für Neues. Er kann schnell und sicher Entscheidungen treffen und ist eine gute Führungspersönlichkeit. Er beharrt nicht auf seiner Meinung und ist offen für Kritik. Er plant gerne und setzt seine Pläne auch um. Eine starke Leber-Energie zeigt sich in einer Freude an Bewegung und in einem geschmeidigen, starken Körper. Äußere Einflüsse wie Gerüche, Wind und Wetterumschwünge beeinflussen das Wohlbefinden nicht.

Extra (für alle, die mehr wissen wollen): Die Bedeutung von Yin und Yang

Sie kennen sicher das Yin-Yang-Symbol. Das Schwarze steht für das Yin (die Nacht, die Ruhe, die Kälte und das weibliche Prinzip). Das Weiße steht für das Yang (den Tag, die Bewegung, die Wärme und das männliche Prinzip).

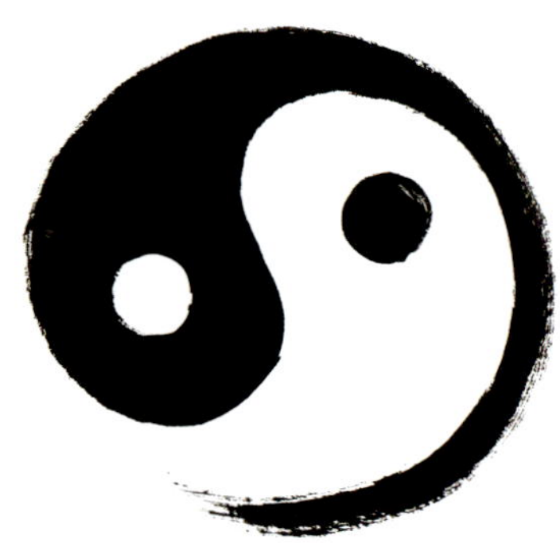

Wie Sie sehen, enthält die weiße Form einen schwarzen Punkt und umgekehrt. Das bedeutet, dass jedes Yin auch Yang enthält, jedes Yang auch Yin. Die beiden brauchen sich gegenseitig, da sie alleine nicht existieren können. Ohne Helligkeit keine Dunkelheit, ohne Wärme keine Kälte. Die Kälte kann man wieder in Yin und Yang aufteilen, eiskalt (Yin) versus mäßig kalt (Yang). Und so geht es immer weiter, jedes Phänomen kann unendlich weiter in Yin und Yang aufgeteilt werden. Yin und Yang kontrollieren sich gegenseitig, sodass sie im dynamischen Gleichgewicht bleiben. Dynamisch bedeutet, dass sich das Verhältnis immerzu wandelt. Das absolute Gleichgewicht gibt es nicht. Das ist auch gut zu wissen, um sich kein unrealistisches Ziel zu setzen – einige Symptome eines Mangels sind durchaus normal, da Yin und Yang sich immer neu austarieren. Und eines kann sich ins andere verwandeln, zum Beispiel extreme Hitze (hohes Fieber) wird zu Kälte (Schüttelfrost).

Der Mensch ist gesund, wenn
- Yin und Yang ausreichend vorhanden sind,
- Yin und Yang im (ungefähren) Gleichgewicht sind.

Das Yin können Sie sich vorstellen als
alles Materielle im Körper, alle Substanz, wie Blut, Körpersäfte, Knochen, Gewebe, Zähne, Muskeln.

Das Yang können Sie sich vorstellen als
alles Immaterielle im Körper, wie Qi (Lebensenergie), Wärme, Antrieb, Lust auf Bewegung, Libido, Fruchtbarkeit, Gedanken, geistige Prozesse, Emotionen.

Yin und Yang in Leber und Gallenblase – das ist wichtig:
- Die Leber ist „yangig“ und neigt zu Hitze und Stagnation.
- Blut und Yin sind wichtig, um diese „yangige“ Tendenz auszugleichen.
- Blut und Yin halten das Leber-Yang im Zaum, damit es nicht in die Höhe schießt und außer Kontrolle gerät (typisches Beispiel: starkes Kopfweh).
- Die Leber neigt zu Blut- und Yin-Mangel, kennt aber keinen Qi-Mangel.
- Die Syndrome Leber-Blut-Mangel und Leber-Yin-Mangel sind in der Praxis schwer zu trennen, sie gehen ineinander über. Yin-Mangel ist eher bei älteren Personen zu sehen.
- Die Syndrome Leber-Qi-Stagnation, Leber-Yin-Mangel, Leber-Hitze und hochschießendes Leber-Yang bilden ein Kontinuum, bei dem eines zum anderen führt und sich gegenseitig bedingt. Die Stagnation erzeugt Hitze, die Hitze verbrennt das Yin, Blut-Mangel führt zu Hitze, zu wenig Yin lässt das Yang hochschießen. In der Praxis sieht man oft Symptome mehrerer dieser Syndrome nebeneinander.
- Die Gallenblase ist so eng mit der Leber verbunden, dass Disharmonien meist beide Organe betreffen. Sie ist am anfälligsten für die Entwicklung feuchter Hitze (Gallensteine).

Leber-Qi-Stagnation

Ein freier Qi-Fluss sorgt für ausgeglichene Emotionen, eine regelmäßige Verdauung und eine regelmäßige, schmerzfreie Menstruation. An diesen Faktoren merken Sie auch am schnellsten, ob sich Ihr Qi staut.

Beispiele für eine Stagnation sind Stimmungsschwankungen, eine unregelmäßige Menstruation, Blähungen und Verstopfung bei Stress und Frust, auch unabhängig vom Essen. Schmerzen oder Spannungsgefühle, die irgendwo in Ihrem Körper auftreten, zeigen, dass Ihr Qi nicht frei fließt (alle Schmerzen werden nach TCM auf ein stagnierendes Qi und in der Folge auf ein stagnierendes Blut zurückgeführt). Unterstützen Sie also bei Schmerzen immer den Qi-Fluss, auch vorbeugend. Sämtliche Beschwerden, die mit einer Leber-Qi-Stagnation zu tun haben, werden bei Stress schlechter.

Ursachen und Verstärker einer Leber-Qi-Stagnation:

- Stress, Leistungsdruck, Überarbeitung, Überforderung
- unterdrückte Emotionen
- zu wenig Bewegung
- häufiges „Überessen", zu üppiges Essen
- zu hastiges und stressbedingtes Essen
- zu viel Saures (Essig, Orangen etc.)
- zu viel Fett
- zu viel Fleisch
- zu viele Süßigkeiten
- Fertigprodukte, Fast Food
- zu viel Alkohol bzw. Kaffee

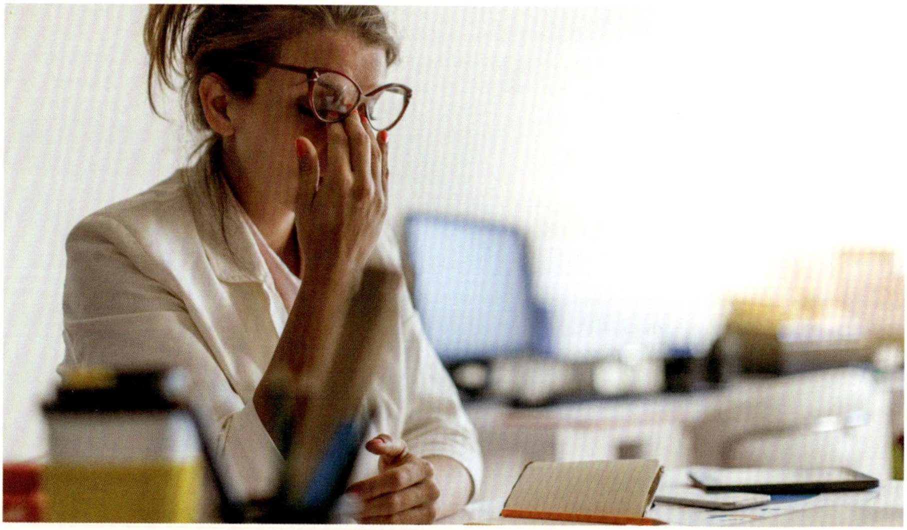

Symptome einer Qi-Stagnation:

Blähungen und Völlegefühl	Stimmungsschwankungen (himmelhoch jauchzend, zu Tode betrübt)
Verstopfung, auch abwechselnd mit Durchfall	unregelmäßige Verdauung, wechselnde Beschwerden
Spannungsgefühl in den seitlichen Rippen	plötzliche Gefühlsausbrüche
Prämenstruelles Syndrom (PMS, z. B. Brustspannungen)	Kloßgefühl im Hals, häufiges Räuspern und Seufzen
unregelmäßige Menstruation	Nägelbeißen
Menstruationsbeschwerden (z. B. Bauchkrämpfe)	nächtliches Zähneknirschen
Kopfschmerzen	Wetterfühligkeit
Erschöpfung mit innerer Anspannung und Aggressivität	kalte Hände und Füße (wenn Ihnen sonst warm ist)
erhöhter Augeninnendruck (Vorstufe zu Glaukom)	Reizbarkeit

Um das Qi zu bewegen, wird in der TCM vor allem Akupunktur empfohlen, die Sie bei TCM-Ärzten durchführen lassen können. Durch Bewegung des Körpers unterstützen Sie ebenfalls den Qi-Fluss. Wichtig ist, dabei ohne Leistungsdruck vorzugehen, bewegen Sie sich „just for fun“.

Nahrungsmittel, die das Qi bewegen können:

- Apfelessig (unpasteurisiert)
- Artischocken
- Auberginen (Melanzani)
- Basilikum, Kresse, Minze
- Blütentees wie Orangen- oder Rosenblütentee
- Fenchel
- grüne, frische Kräuter
- Kohlrabi, Grünkohl
- Kürbiskerne
- Löwenzahn
- Oliven
- Pfefferminz- und Jasmintee
- Radieschen, Rettich (roh)
- Rote Beten (Rote Rüben)
- Safran, Kurkuma
- Sprossen
- Staudensellerie (roh und gekocht)
- Zwetschgen (Pflaumen)

Diese Nahrungsmittel, Gewürze und Getränke wirken langsam, aber stetig. Für eine optimale Wirkung essen Sie regelmäßig kleine Mengen davon (mehr wirkt nicht besser, wichtiger ist die Regelmäßigkeit).

Die erwärmenden Gemüsearten Zwiebel, Knoblauch und Lauch (Porree) bewegen ebenfalls das Qi, auch Schnitt- und Bärlauch (etwas weniger wärmend als Zwiebel, Knoblauch und Lauch). Ich habe sie absichtlich nicht in die Tabelle gegeben, da sie bei innerer Hitze nicht geeignet sind. Aus meiner Praxis weiß ich, dass die meisten Menschen mit einer Leber-Qi-Stagnation auch Hitze-Symptome aufweisen (z. B. Akne, Sodbrennen, Hitzewallungen, starkes Schwitzen). Wenn Ihnen ständig kalt ist, können Zwiebel & Co gut für Sie sein. Achten Sie aber bitte auf die Menge und nehmen Sie lieber etwas weniger davon.
Wenn Sie Ihre Symptome verbessern wollen, achten Sie vor allem darauf, Ungünstiges zu reduzieren. Damit können Sie auf Dauer mehr erreichen als mit Akupunktur, Kräutern oder speziellen Nahrungsmitteln.
Wichtig: Versuchen Sie, die Ernährungstipps nicht zu strikt zu befolgen. Denn das erzeugt wiederum neuen Druck, der der Leber schadet und eine neue Stagnation bewirkt. Vorrangig ist, sich zu entspannen und zu genießen.

Wenn das Qi über mehrere Monate oder sogar Jahre stagniert, entsteht eine „Reibungshitze", d. h. eine Qi-Stagnation führt auf Dauer immer zu Hitze. Achten Sie bei Ihrer Ernährung auf eine sanfte Kühlung und reduzieren Sie Nahrungsmittel und Getränke, die zu erhitzend wirken (vor allem scharfe Gewürze, Zimt, Ingwer- und Gewürztee, Knoblauch, gegrilltes Fleisch).

Bei Symptomen der Qi-Stagnation helfen oft:
- Bewegung ohne Leistungsdruck
- das Zulassen, Anerkennen, Verarbeiten von Gefühlen
- ein Ausgleich zwischen Erholung/Freizeit und Arbeit
- regelmäßiger Schlaf
- ein regelmäßiger Lebensrhythmus
- mehr pflanzliche und weniger tierische Nahrungsmittel (siehe Tabellen auf den Innenklappen)

Leber-Blut-Mangel

Zu wenig Blut merken Sie vor allem durch Trockenheit (z. B. trockene Augen), innere Unruhe, „dünne" Nerven, Schlafprobleme und an brüchigen Nägeln und Haaren.

Unterschied zum Qi-Mangel

Beim Blut-Mangel sind Sie zwar „fix und fertig", können aber nicht abschalten und schlafen schwer ein. Beim Qi-Mangel sind Sie einfach nur erschöpft und könnten ständig schlafen – Sie haben keine Probleme, am Abend abzuschalten und schnell einzuschlafen.

Ursachen und Verstärker eines Leber-Blut-Mangels:

- Überarbeitung, Überforderung, Stress
- viel Computerarbeit und hoher Fernsehkonsum
- Schlafmangel, Schicht- und Nachtarbeit
- chronische Krankheiten
- Blutverlust durch Geburten oder Unfälle
- zu häufiges Blutspenden
- Rauchen
- zu wenig Essen (Mahlzeiten auslassen, Diäten)
- nährstoffarmes Essen (Fertigprodukte)
- zu viel trockenes Essen (Brezeln, Chips, Brot)
- zu wenig Eiweiß, z. B. bei veganem Essen
- zu viele scharfe Gewürze (Zimt, Ingwer, Gewürznelken), zu viel Gewürztee
- zu viel Kaffee, Schwarz- oder Grüntee

Leitsymptom eines Blut-Mangels

Beim Blut-Mangel spüren Sie innere Unruhe und können schwer abschalten. Ihre Nerven müssen nach TCM in ausreichend Blut ruhen, um ruhig und stark zu sein. Wenn zu wenig Blut da ist, liegen sie sozusagen „trocken" (die Nerven sind dann „dünn").

Symptome eines Blut-Mangels:

ein blasses Gesicht und blasse Lippen	Anämie, Eisenmangel
Schwindel, ein benommenes Gefühl	spärliche Menstruationsblutung
trockene Augen	unregelmäßige Menstruation
Flecken im Gesichtsfeld, verschwommenes Sehen	Schreckhaftigkeit, Ängstlichkeit
Nachtblindheit	Einschlafstörungen, die Unfähigkeit, abschalten zu können
trockene Haut	unruhiger Schlaf, viele Träume
brüchige Nägel und Haare	Schlafwandeln
Haarausfall (z. B. nach einer Geburt)	spröde Sehnen und empfindliche Bänder
trockener Stuhl	Taubheitsgefühle in den Gliedmaßen, Muskelzittern

So stärken Sie Ihr Blut:

- Unterstützen Sie Ihr Milz-Qi, die Quelle des Bluts, mit regelmäßigen, gekochten Mahlzeiten.
- Essen Sie häufig saftige Speisen wie Suppen, Eintöpfe und Kompotte.
- Machen Sie, wenn möglich, regelmäßig einen Mittagsschlaf oder Erholungspausen.
- Lernen Sie Entspannungsübungen oder Meditation.
- Gehen Sie vor Mitternacht zu Bett.

Nahrungsmittel, die das Blut stärken:

- Eigelb, Huhn, Rind (in Maßen, bekömmlich zubereitet; klassisch: Hühnerkraftsuppe z. B. nach einer Geburt)
- Endivien- und Feldsalat (Vogerlsalat)
- grüne Blattgemüse und Brokkoli
- grüne, frische Kräuter
- Hering, Lachs, Karpfen, Sardinen
- Kichererbsen, Kidneybohnen, Linsen
- Kirschen
- Kürbis
- Olivenöl
- Pinienkerne, schwarzer Sesam
- Rosenkohl (Kohlsprossen), Grünkohl
- rote und dunkle Beeren (in der Saison, nicht tiefgekühlt)
- Rote Beten (Rote Rüben) – auch als Saft
- rote Weintrauben – auch als Saft
- schwarze Melasse
- Trockenfrüchte, speziell Aprikosen (Marillen), Datteln, Rosinen, Goji- und Maulbeeren
- Wurzelgemüse wie Karotten, Pastinaken, Süßkartoffeln

Passen Sie diese Empfehlungen zum Blutaufbau bitte an Ihre persönliche Verdauungsstärke an. Ihr Körper kann nur das in Blut umwandeln, was er auch verdauen kann. Blähungen, Völlegefühl und andere Verdauungsbeschwerden sind Zeichen dafür, dass Ihr Körper die Nährstoffe nicht umwandeln und so auch kein Blut daraus bilden kann.

Kleine Kur fürs Leber-Blut

Trinken Sie zwei Wochen lang täglich 125 ml Saft aus Roten Beten (Roten Rüben) bzw. roten Trauben. Achten Sie auf eine gute Qualität der Säfte.

Ein sehr starkes Tonikum für das Leber-Blut ist die Leber von Tieren. Rinder- und Hühnerleber sind allerdings auch schwer verdaulich und sollten nur in kleinen Mengen ab und zu gegessen werden. Wenn der Blut-Mangel sehr ausgeprägt ist, kann eine Kur mit Tierleber hilfreich sein. Essen Sie z. B. einige Wochen lang alle zwei bis drei Tage einige kleine Stücke Leber mit Reis(suppe). Reis macht die Leber bekömmlicher und wird in der TCM als

Basis für die therapeutische Verwendung von Nahrungsmitteln empfohlen. Falls Sie nur selten Alkohol trinken, können Sie auch Rotwein als Blut-Tonikum zu sich nehmen (aber Achtung: zu viel Alkohol kann dem Blut schaden). Meine Lehrerin in der Ausbildung zur TCM-Ernährungsberaterin hat auch empfohlen, ein Eigelb in Rotwein einzurühren und zu trinken. Alle Blut-Tonika werden allerdings auf Dauer nicht helfen, wenn Sie Ihre blutschädigenden Gewohnheiten nicht reduzieren.

Das Blut in der TCM

Das Blut ist die materielle Form des Qi. Bei einem Blut-Mangel muss man immer auch das Qi stärken, also die Verdauung (Milz-Qi). Das macht man über mehr gekochtes und weniger rohes und kaltes Essen. Bei zu wenig Blut kommt es im Körper zu Trockenheit, Mangelerscheinungen (an Nägeln, Haaren, Haut), zu Anämie, Erschöpfung, „dünnen" Nerven, Unruhe und Schlafproblemen.

Der wichtigste Ernährungstipp, um Ihr Blut zu stärken lautet: Reduzieren Sie zu scharfe, bittere und erhitzende Gewürze, Nahrungsmittel und Getränke und essen Sie sanft kühlende bis sanft wärmende Nahrungsmittel, saftig zubereitet.

Leber-Yin-Mangel

Ein Leber-Yin-Mangel entsteht einerseits durch zu viel Hitze und einen länger bestehenden Blut-Mangel (Blut ist ein Teil des Yin, Yin-Mangel geht tiefer als Blut-Mangel), andererseits durch ein höheres Alter. Die Wechseljahre gehören zwar eigentlich zum Nieren-Yin, dieses ist aber energetisch eng mit dem Leber-Yin verknüpft (im Fünf-Elemente-Zyklus sind die Nieren die „Mutter" der Leber). Deshalb finden sich bei den Symptomen auch die typischen Wechseljahrbeschwerden, wie Schlafstörungen und Hitzewallungen.

Das Yin ist die kühlende, nährende Substanz, die das seiner Natur nach starke Leber-Feuer (Yang) in Schach halten muss. Die beiden beeinflussen sich gegenseitig: Zu viel Feuer verbrennt das Blut und das Yin, zu wenig Yin kann das Feuer nicht halten, sodass es zu stark wird.

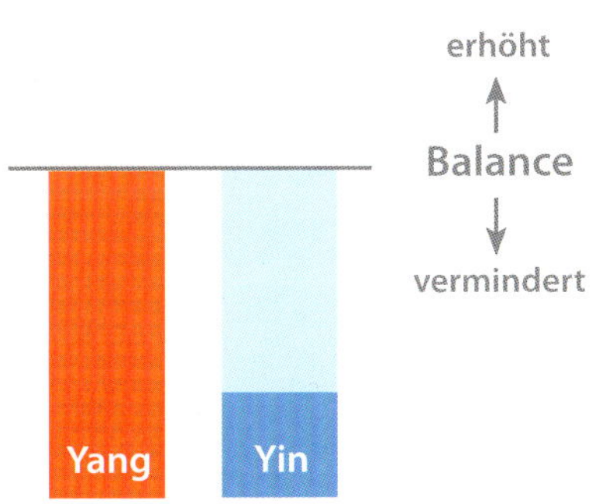

Leber-Yin-Mangel

Ursachen und Verstärker eines Leber-Yin-Mangels:

- chronische Krankheiten
- zu wenig Schlaf
- starke Menstruationsblutungen
- zu häufiges Blutspenden
- Medikamenteneinnahme über längere Zeit
- Fasten und Diäten, zu wenig Essen
- nährstoffarmes Essen (Fertigprodukte, Industriekost)
- zu viel trockenes Essen (Brezeln, Chips, Brot)
- zu wenig Eiweiß, z. B. bei veganem Essen
- zu viel Fleisch, Wurst, Gegrilltes, Frittiertes
- zu viele starke Gewürze (Zimt, Ingwer, Gewürznelken)
- zu viel Kaffee, Schwarz- und Gewürztee
- Alkohol, Zigaretten

Symptome eines Leber-Yin-Mangels:

trockene Augen	innere Unruhe, Nervosität
Schlafstörungen	brüchige Nägel
brüchige Haare, Haarausfall	spärliche Menstruationsblutung
Schwindel (eher chronisch, weniger heftig als bei Leber-Hitze und hochschießendem Leber-Yang)	trockener Stuhl, Neigung zu Verstopfung
Unfruchtbarkeit bei Frauen	trockener Mund
Osteoporose	Burnout-Symptome
Bluthochdruck	trockene Haut und Schleimhäute
Hitzewallungen	

Um Ihr Leber-Yin aufzubauen, müssen Sie einerseits Ihr Blut stärken (siehe „Leber-Blut-Mangel", Seite 30), das ein wichtiger Teil des Yin ist. Andererseits hilft saftiges Essen (Gemüsesuppen, Kompotte, Eintöpfe mit viel Gemüse). Essen Sie außerdem Nahrungsmittel, die das gesamte Yin stärken, wie Samen, Kerne, mineralstoffreiches Getreide (Quinoa, Hafer, Amarant, Hirse, Vollkornreis), gute Fette und Hülsenfrüchte. In der folgenden Liste finden Sie Nahrungsmittel, die speziell das Leber-Yin stärken.

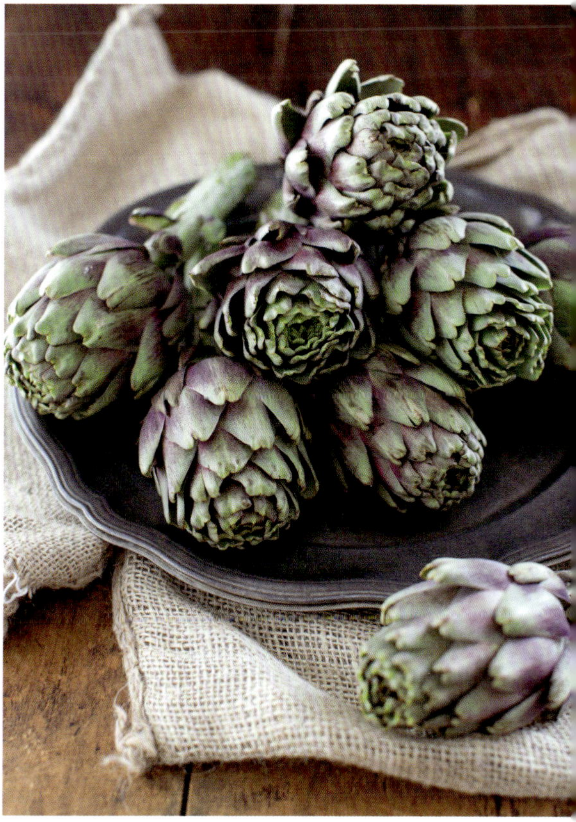

Nahrungsmittel, die das Leber-Yin stärken:

- Artischocken
- Avocados
- Brombeeren
- Couscous
- Eigelb
- Hering, Makrelen, Sardinen, Lachs
- Johannisbeeren (rot und schwarz)
- Maulbeeren
- Mungbohnen
- Olivenöl
- Pinienkerne
- rote Weintrauben
- schwarze Melasse
- schwarzer Sesam (ungeröstet) und Sesamöl
- Spinat
- Tomaten
- Ziegenmilch (kleine Mengen)
- Zitronen
- Zwetschgen (Pflaumen)

Diese Nahrungsmittel, Gewürze und Getränke wirken langsam, aber stetig. Für eine optimale Wirkung essen Sie regelmäßig kleine Mengen davon (mehr wirkt nicht besser, wichtiger ist die Regelmäßigkeit).

Kleine Kur fürs Leber-Yin

Trinken Sie einige Wochen lang alle zwei Tage eine Tasse heißes Wasser, mit 1 TL schwarzer Melasse verrührt. Melasse gibt's im Bioladen oder Reformhaus, sie schmeckt ähnlich wie Malz. Neben der Leber stärkt sie auch das Nieren-Yin, was besonders gut für Knochen, Zähne, Haare und Nerven ist. Johannisbeersaft ohne Zuckerzusatz (Direktsaft) stellt eine Alternative dazu dar.

Hochschießendes Leber-Yang

Sie können sich das vorstellen wie einen Feuerstrahl, der aus Ihrer Leber nach oben schießt. Da die physiologische Richtung des Leber-Qi sowieso nach oben geht und auch Hitze normalerweise aufsteigt, bemerken Sie die Symptome vor allem im Kopf: plötzliche, starke Kopfschmerzen sind typisch, Drehschwindel, aber auch plötzliche Wutanfälle.

Das Yang kann nur deshalb so unkontrolliert hochschießen, weil Blut und Yin, die das Feuer in Schach halten sollten, im Mangel sind. Beim hochschießenden Leber-Yang ist die Hitze also begleitet von Blut- und Yin-Mangel, erkennbar z. B. an Hitzewallungen, Erschöpfung und Nachtschweiß (eine reine Hitze ohne Mangel erkennen Sie daran, dass Ihnen immer heiß ist und Sie voller Energie sind, siehe „Leber-Hitze“, Seite 34).
Deshalb sollte man mit dem Kühlen und Hitze-Ausleiten beim hochschießenden Leber-Yang vorsichtig sein. Konkret sind bei einer reinen Hitze mehr Rohkost und Kaltes erlaubt als bei gleichzeitigem Blut- oder Yin-Mangel. Denken Sie daran, dass Sie für den Aufbau von Blut und Yin (also von Substanz) eine funktionierende Verdauung brauchen, sonst kann Ihr Körper die guten Nährstoffe nicht umwandeln. Und die Verdauung (Milz-Qi) funktioniert nach TCM mit Wärme, deshalb kann zu viel kaltes Essen schaden.

··· **Wichtig:** Die Unterscheidung, ob eine reine Leber-Hitze oder ein hochschießendes Yang mit Yin-Mangel vorliegt, ist oft nicht eindeutig zu treffen. Die Symptome ähneln einander und unterscheiden sich oftmals nur in ihrer Stärke: Kopfschmerzen und Schwindel sind bei einer reinen Leber-Hitze heftiger als bei einem hochschießenden Yang. Außerdem sind sie bei einem Yin-Mangel von Leere-Symptomen wie Erschöpfung begleitet. Behalten Sie im Hinterkopf, dass es in der Praxis selten ist, dass jemand ganz eindeutig einem bestimmten Muster zuzuordnen ist. Verwenden Sie die Informationen bitte als Anhaltspunkte, nicht als unumstößliche Wahrheiten.

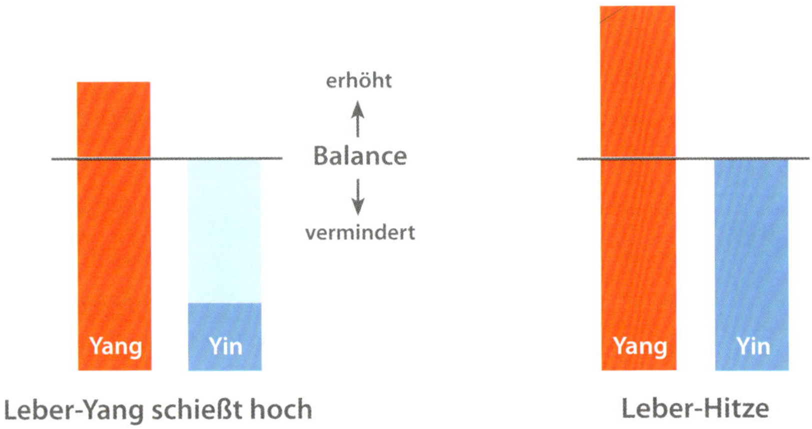

Ursachen und Verstärker eines hochschießenden Leber-Yangs:

- Stress, Leistungsdruck
- unterdrückte Emotionen (Leber-Qi-Stagnation)
- „Überessen" und zu üppiges Essen
- zu viele scharfe Gewürze (Zimt, Ingwer, Gewürznelken)
- zu viel Fleisch, salzige Wurst
- frittiertes, gegrilltes und scharf angebratenes Fleisch
- Garnelen, Langusten, Krabben
- Knoblauch, Lauch (Porree), Zwiebeln
- Fertigprodukte, Fast Food, Konservierungsmittel, Zusatzstoffe
- Schokolade, Kakao
- zu viel Alkohol, Zigaretten
- Kaffee, Gewürz- und Ingwertee, Chai

Symptome eines hochschießenden Leber-Yangs:

Drehschwindel (heftig und plötzlich auftretend)	plötzliche, starke Kopfschmerzen
Verstopfung	rote Augen
Sehstörungen	plötzliche Gefühlsausbrüche
Hitzewallungen	Schlafstörungen
Nachtschweiß	Bluthochdruck
Ohrensausen, Tinnitus (plötzlich auftretend)	Glaukom (Grüner Star)
„dünne" Nerven, Unruhe	rote Wangen oder Flecken im Gesicht

Nahrungsmittel, die das Leber-Yang absenken:

- Algen
- Artischocken
- bittere Blattsalate
- Gerste, Weizen
- Gurke
- Heidelbeeren
- Kamillentee
- Kohlrabi, Grünkohl
- Melonen
- Mungbohnen
- Pfefferminz- und Jamintee
- Radieschen, Rettich (roh)
- Sonnenblumenkerne
- Sprossen
- Staudensellerie (roh und gekocht)
- Tomaten
- Weintrauben
- Zucchini

Günstig sind kühlende Nahrungsmittel und Getränke sowie bittere Gemüsearten und Tees. Wie oben erwähnt: Passen Sie aber bitte auf, sich nicht zu stark abzukühlen, um Ihre Verdauung nicht zu schwächen. Eine zu starke Abkühlung merken Sie etwa an Durchfall oder daran, dass Ihnen kalt wird.

Bei akuten Beschwerden wegen eines hochschießenden Leber-Yangs helfen grüner Tee, Staudenselleriesaft oder -dekokt sowie kleine Mengen von Jogurt oder Sauermilch bzw. Buttermilch (für die Herstellung eines Dekokts kochen Sie einige Stücke Stangensellerie 20 Minuten und trinken Sie die Flüssigkeit nach dem Abseihen).

Leber-Hitze

Im Unterschied zum hochschießenden Leber-Yang ist die Leber-Hitze ein echtes Fülle-Syndrom, das besonders bei Jugendlichen und jungen Männern vorkommt – nichts ist im Mangel, es ist einfach zu viel Hitze da. Der Mensch ist voller Energie und Tatkraft, das Auftreten ist selbstbewusst und manchmal aggressiv. Wenn die Verdauung stark ist und gut funktioniert, können Sie bei diesem Syndrom auch mehr Rohkost und Smoothies zu sich nehmen, um die Hitze ordentlich abzukühlen.

Auf Dauer verbrennt Leber-Hitze das Yin, weshalb ab dem mittleren Alter eine reine Hitze selten ist (siehe „Hochschießendes Leber-Yang", Seite 32).

Ursachen und Verstärker einer Leber-Hitze:

- Wachstum und Hormone in der Pubertät
- „Überessen"
- Konservierungsmittel, Zusatzstoffe
- zu viele scharfe Gewürze (Zimt, Ingwer, Gewürznelken)
- zu viel Knoblauch, Lauch (Porree), Zwiebel
- zu viel Fleisch und Wurst (v. a. Hartwurst)
- frittiertes, gegrilltes und scharf angebratenes Fleisch
- Meeresfrüchte wie Shrimps und Muscheln
- zu viele Süßigkeiten (v. a. Schokolade, Kakao)
- Kaffee, Gewürz- und Ingwertee, Chai
- Alkohol, Zigaretten

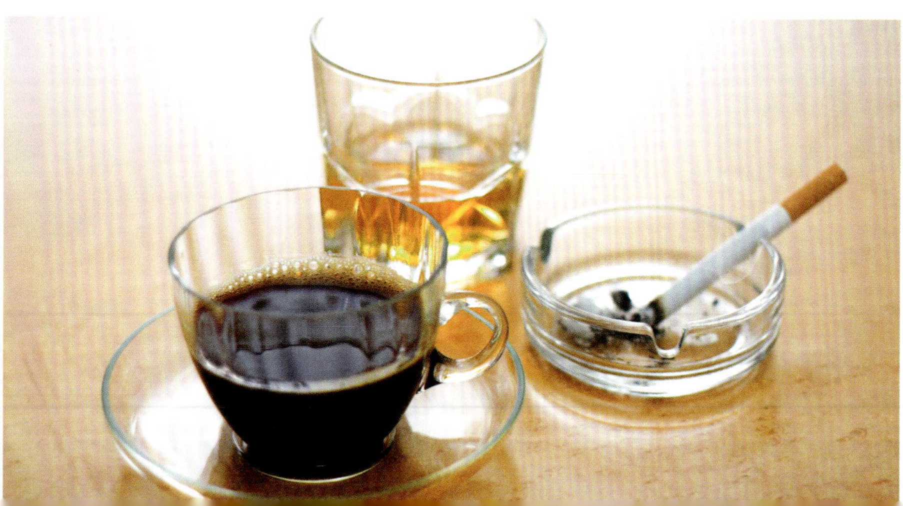

Symptome einer Leber-Hitze:

rotes Gesicht	heißer Kopf
plötzliche, heftige Kopfschmerzen	erhöhter Augeninnendruck, Glaukom (Grüner Star)
ständig rote Augen	Gehörsturz, Tinnitus (hoher Ton)
Zahnfleischbluten, Nasenbluten	Hitze-Typ (friert nie)
Schwindel, Drehschwindel	Bluthochdruck
starker Körpergeruch	Verstopfung
sehr starke Menstruationsblutung	Bindehautentzündung
Albträume	Einschlafstörungen

Nahrungsmittel, die Leber-Hitze kühlen:

- Artischocken
- bittere Blattsalate
- Brokkoli
- Gurken
- Löwenzahn – auch als Tee
- Pfefferminz- und Jasmintee
- Safran, Kurkuma
- Sprossen
- Staudensellerie (roh und gekocht)
- Tofu
- Tomaten
- Wassermelonen
- Zucchini

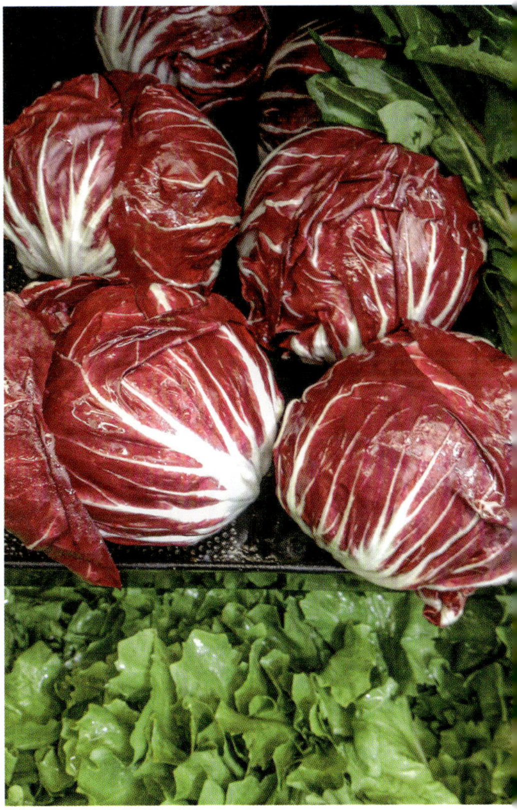

In der Ernährung geht es bei Leber-Hitze ebenso wie beim hochschießenden Yang vor allem darum, stark wärmende und erhitzende Gewürze, Nahrungsmittel und Getränke zu meiden.
Kühlen Sie sich mit Gemüsesuppen, Apfel- und Birnenkompott, Reis und vorwiegend pflanzlicher Nahrung. Kühlend wirken auch Atemübungen, Entspannung, ausreichend Schlaf und innere Ruhe und Gelassenheit. Versuchen Sie, hitzige Emotionen wie Zorn und Ärger sowie zu viel Druck und Stress zu vermeiden.

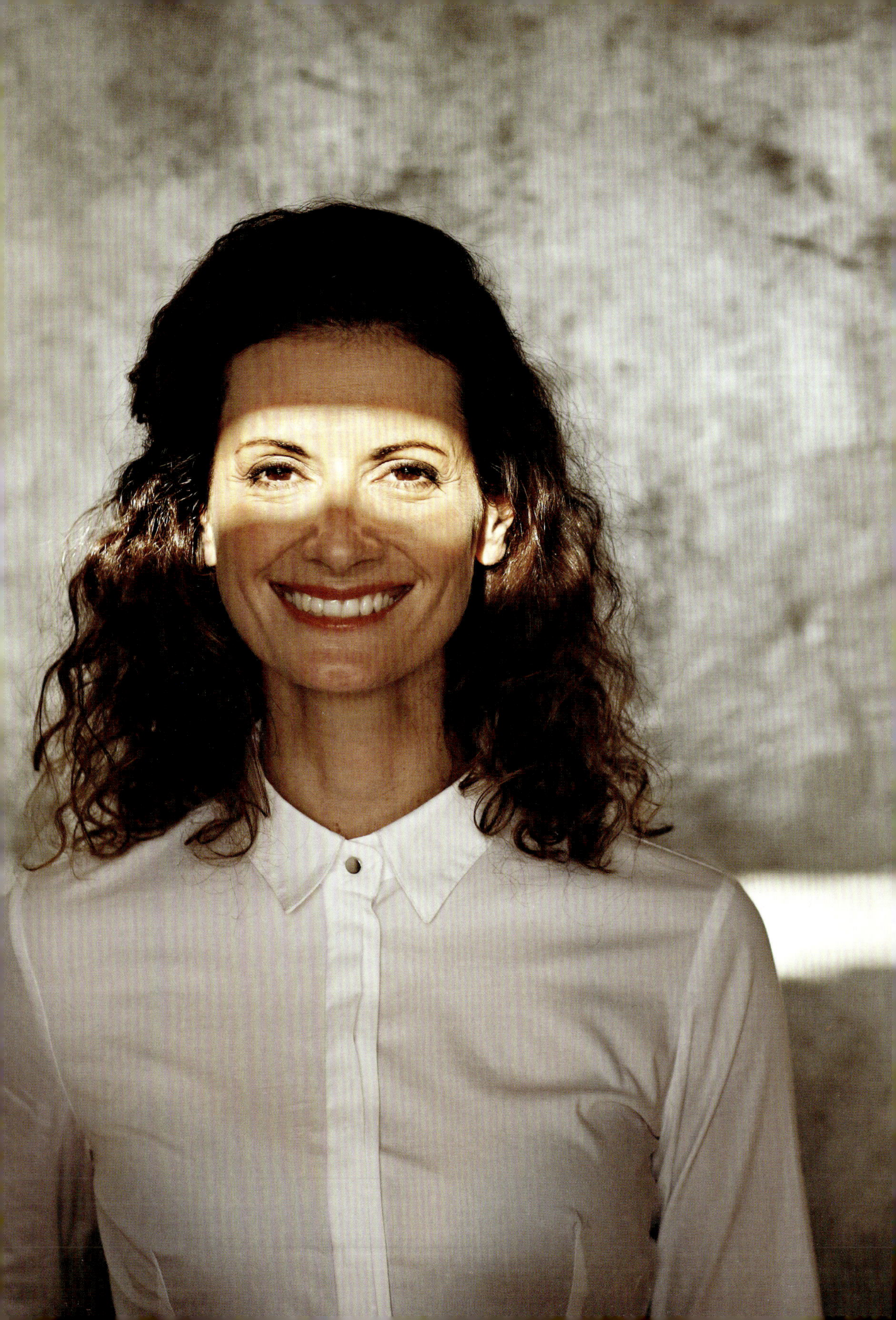

Einige Tipps gegen Verstopfung (ein häufiges Symptom bei Leber-Hitze und hochschießendem Leber-Yang):

- Gemüsesuppen und Kompotte
- in Wasser eingelegte oder mitgekochte Trockenfrüchte (v. a. Feigen, Pflaumen)
- die Gemüsesorten Spinat, Tomate, Avocado, Rosenkohl (Kohlsprossen), Spargel, Feldsalat
- Rote-Bete-Saft (Rote-Rüben-Saft)
- naturtrüber Apfel- und Birnensaft (250–500 ml pro Tag)
- morgens heißes Wasser trinken, danach gleich aufs WC gehen
- Olivenöl, Leinöl
- Kichererbsen und Linsen, Samen, Kerne und Nüsse
- Honig (z. B. Walnüsse oder Pinienkerne, in Honig eingelegt)
- Meiden Sie Hefe, Backpulver, Weißmehl, weißen Reis, Karotten, Kaffee, Schwarztee, weißen Zucker und scharfe Gewürze.
- Stellen Sie Ihre Füße beim Klogang auf einen Hocker, sodass die Füße erhöht sind. Das erleichtert den Stuhlgang.

Tee für strahlende Augen

Dieser chinesische Tee nimmt die Hitze aus geröteten, trockenen, gereizten Augen und baut gezielt Leber-Blut auf. Die Zutaten bekommen Sie in einer TCM-Apotheke oder im Teegeschäft (Gojibeeren auch im Supermarkt).

Zubereitung (für 2–3 Tassen): ca. 1 EL Gojibeeren und 1 EL Chrysanthemenblüten mit 500–750 ml kochendem Wasser aufgießen und mindestens 10 Minuten ziehen lassen. Trinkdauer: einige Wochen lang täglich 2–3 Tassen, dann 1–2 Wochen Pause machen (bei Bedarf wiederholen).

Zur Beruhigung gereizter Augen können Sie sich die feuchten Chrysanthemenblüten (abgekühlt) auch als Kompresse auf die Augen legen. Die Gojibeeren stärken Leber-Yin und -Blut und ergänzen die Wirkung der Yang-absenkenden und kühlenden Chrysanthemenblüten ideal.

- Achtung bei niedrigem Blutdruck: Ohne Gojibeeren können die Chrysanthemenblüten den Blutdruck weiter senken.

Leber-Wind

Der Leber-Wind ist ein „innerer Wind“, der sich im Körper so ähnlich zeigt wie Wind in der Natur. Er ist sehr dynamisch und bewegt unsere Blätter und Zweige (Zittern von Gliedmaßen und Muskeln). Das Qi wirbelt im Körper herum. Wind tritt plötzlich auf, vergeht wieder und kommt an einer anderen Körperstelle wieder zum Vorschein. Leber-Wind ist ein tiefer gehendes Syndrom als eine Leber-Qi-Stagnation oder ein Leber-Blut-Mangel – und mit der Ernährung alleine schwer in den Griff zu bekommen.

Ursachen eines Leber-Winds:

- lange bestehender Blut- und Yin-Mangel
- starke innere Hitze

Innerer Wind entwickelt sich meist aus lange andauernden anderen Leber-Mustern, etwa aus starker Leber-Hitze oder einem Leber-Yin-Mangel. Deshalb besteht die Behandlung darin, diese zugrunde liegenden Ungleichgewichte zu beheben, also zu kühlen und Blut und Yin aufzubauen. Da es ein tief gehender Zustand ist, dauert die Therapie mehrere Monate bis Jahre. TCM-Kräuter sind oft sinnvoll, ebenso wie eine schulmedizinische Betreuung (je nach Symptomen).

Symptome eines Leber-Winds:

gerötete Augen	Nervenschmerzen
tränende Augen	Neigung zu Krämpfen
Sehstörungen	Muskelzittern
starker Schwindel	Zittern von Händen und Füßen
Taubheitsgefühl in den Gliedmaßen	Ohrensausen
Juckreiz	

Entsprechende westliche Krankheiten sind Migräne, Morbus Parkinson, epileptische Anfälle, Fieberkrämpfe, Urtikaria. Eine schulmedizinische Begleitung ist unbedingt notwendig, Ernährung eine wichtige Basis, aber alleine zu wenig.

Bei der Ernährung füllt man Blut auf und kühlt die Hitze, je nach zugrunde liegender Ursache (Tipps siehe „Leber-Blut-Mangel“, Seite 26, und „Leber-Hitze“, Seite 34). Nahrungsmittel, die effektiv Wind beruhigen, gibt es nur sehr wenige.

Nahrungsmittel, die Wind beruhigen:
- Austernpilze
- Cashewkerne
- fettreiche Fische
- Kohlrabi(blätter)
- Kokosnussfleisch
- Pinien- und Sonnenblumenkerne
- Staudensellerie
- schwarzer Sesam

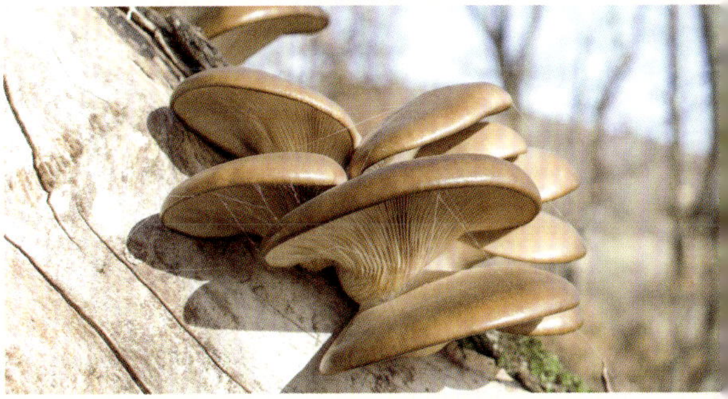

Leber-Blut-Stagnation

Wenn das Blut nicht frei fließt, entstehen Schmerzen. Diese treten, anders als bei der Qi-Stagnation, lokal fixiert auf, also immer an derselben Stelle. Dunkle Hautveränderungen und bläulich-violette Lippen und eine ebensolche Zunge können Zeichen einer Blut-Stagnation sein, auch geschwollene, bläuliche Unterzungenvenen (an der Unterseite der Zunge zu sehen).

Ursachen einer Leber-Blut-Stagnation:
- eine starke oder länger bestehende Leber-Qi-Stagnation
- Krankheiten

Bei einer Blut-Stagnation ist Ernährung alleine definitiv zu wenig. Das Mittel der Wahl sind in der TCM blutbewegende Kräuter und Akupunktur (bei TCM-Ärzten erhältlich). Trotzdem ist die Ernährung die richtige Basis, um die Selbstheilungskräfte anzuregen, sodass sich die Symptome Schritt für Schritt bessern.

Symptome einer Blut-Stagnation:

starke Menstruationsschmerzen	Krampfadern
größere Klumpen im Menstruationsblut	Tumore
Myome, Zysten, Endometriose	

Es gibt sehr wenige Nahrungsmittel, die direkt das Blut bewegen – und auch sie können keine Wunder wirken. Günstig bei einer Blut-Stagnation ist es auf jeden Fall immer, das Qi zu bewegen (siehe „Leber-Qi-Stagnation“, Seite 24). Informationen zu Kräutern, die das Blut bewegen, finden Sie ab Seite 44.

Nahrungsmittel, die Blut bewegen:

- Auberginen (Melanzani)
- Brunnenkresse
- Essig (unpasteurisiert)
- Lauch (Porree)
- Pfirsiche
- rote Weintrauben
- Rosinen, Gojibeeren
- Safran

Lauch ist stark wärmend, Vorsicht bei innerer Hitze und Entzündungen.
Achtung: In der Schwangerschaft kann eine zu große Menge an blutbewegenden Nahrungsmitteln und Kräutern zu einer Fehlgeburt führen.

Feuchte Hitze in Leber und Gallenblase

Klebrig, schmierig, übel riechend – so können Sie sich feuchte Hitze vorstellen. Nahrungsreste, die Ihr Körper nicht verwerten und auch nicht ausscheiden kann, arbeiten in Ihrem Körper vor sich hin und führen auf Dauer zu verschiedenen Beschwerden. Zuallererst werden Sie das an der Verdauung merken, an Blähungen, einem klebrigen Stuhl, Übelkeit oder Völlegefühl. Später kommen dann leberspezifische Zeichen dazu, also gelbe oder entzündete Augen, verwachsene Nägel und Nagelpilze, Gallensteine oder emotionale Zeichen wie Depression und Frustration.

Ursachen und Verstärker einer feuchten Hitze:

- zu häufiges und/oder zu üppiges Essen, „Überessen“
- spätes Abendessen
- Konservierungsmittel, Zusatzstoffe
- zu viel Wurst und Fleisch (v. a. vom Schwein) bzw. frittiertes, gegrilltes und scharf angebratenes Fleisch
- zu viel Fett
- zu viel Kuhmilch (auch Käse, Buttermilch etc.) bzw. Kakao
- zu viel Zucker, zu viele Süßigkeiten, auch natürliche Süße (z. B. zu viele Trockenfrüchte)
- Knoblauch, Lauch (Porree), Zwiebel
- zu viele scharfe Gewürze (Zimt, Ingwer, Gewürznelken)
- Kaffee, Gewürztee, Chai, Ingwertee
- zu viel Alkohol

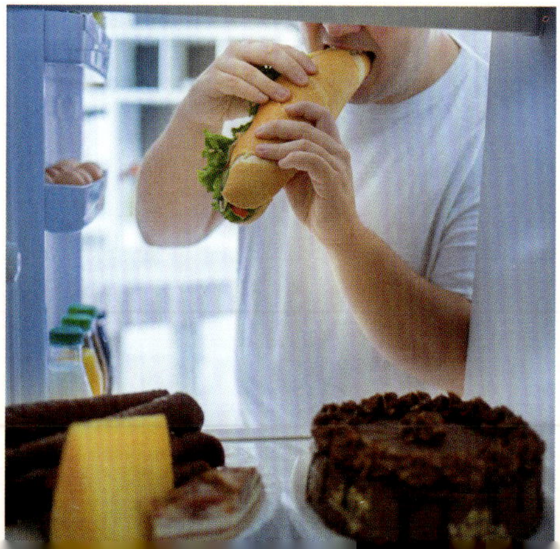

Die Symptome einer feuchten Hitze:

Fettunverträglichkeit	klebriger Stuhl
übel riechender Stuhl	übel riechende Blähungen
Mundgeruch	nässende Hautausschläge
Geruchsempfindlichkeit	trüber Urin
Akne	fettige Kopfhaut, Schuppen
Herpes	Übelkeit (auch ohne Grund)
Candidainfektionen	Gallensteine
Nagelpilz, verwachsene Nägel	gelblicher Vaginalausfluss
Prostataentzündung	Blasenentzündung

Nahrungsmittel, die feuchte Hitze ausleiten:

- Algen
- Äpfel
- Artischocken
- Austernpilze, Champignons, Shiitake-Pilze
- bittere Blattsalate
- Brokkoli
- Erdbeeren
- grüner Spargel
- grüner Tee
- Kichererbsen, Linsen, Kidney- und Mungbohnen
- Kirschen
- Kohlrabi
- Löwenzahn – auch als Tee
- Misopaste
- Reis
- Rote Beten (Rote Rüben)
- Sardinen, Makrelen,Karpfen
- Staudensellerie
- Zucchini

Die Ursachen einer feuchten Hitze sind vor allem in einer schlechten Ernährung zu finden. Ideal ist eine vorwiegend pflanzliche Ernährung, also viel Gemüse, Reis, gekochtes Getreide, Gemüsesuppen und Hülsenfrüchte. Fleisch, Eier und Milch sind sehr nährend und bei diesem Muster nicht günstig.

Special: Die Leber schützen bei Medikamenteneinnahme und ein paar Worte zu Fettleber und Leberzirrhose

Wichtig: Ich bin keine Ärztin, sondern Ernährungsberaterin nach der Traditionellen Chinesischen Medizin. Ernährung kann bei schweren Krankheiten eine gute Unterstützung sein, als alleiniges Mittel zur Heilung ist sie aber nicht geeignet. Bitte lassen Sie sich immer schulmedizinisch beraten oder besuchen Sie einen TCM-Arzt (Schulmediziner mit TCM-Zusatzausbildung). Wenn Sie Ihre Ernährung nach TCM umstellen wollen, fragen Sie bei vorhandenen Krankheiten vorher Ihren Hausarzt.

Wenn Sie wegen chronischer Krankheiten dauerhaft Medikamente nehmen müssen, heißt der wichtigste Tipp, um Ihre Leber zu entlasten: Essen Sie möglichst natürliche Nahrungsmittel, meiden Sie Fertigprodukte und alles, was Geschmacksverstärker, Farbstoffe und Konservierungsmittel enthält (Sie würden Ihre Leber, die mit dem Abbau der Medikamente schon ausreichend beschäftigt ist, damit noch stärker belasten).

Halten Sie sich aber auch an diese – zwar bekannten aber oft nicht befolgten – Tipps, sie helfen auch bei Fettleber, Hepatitis und Leberzirrhose:

- Essen Sie langsam und in Ruhe.
- „Überessen“ Sie sich nicht. Hören Sie auf, wenn Sie satt sind.
- Achten Sie auf Ihre Verdauung und meiden Sie Blähendes und Belastendes.
- Essen Sie viel grünes Gemüse, Fleisch und Wurst eher selten.
- Essen Sie weniger Zucker, trinken Sie weniger Fruchtsäfte.
- Meiden Sie Alkohol, Zigaretten und Kaffee.
- Meiden Sie Softdrinks und Limonaden.
- Trinken Sie ausreichen Wasser und Kräutertees
- Bewegen Sie sich mehr.

Da die Begriffe „Fettleber“ bzw. „Leberzirrhose“ in der TCM keine Entsprechung haben, möchte ich hier kurz ein paar Überlegungen aus der westlichen Medizin mit Ihnen teilen (Quellen: gesundheit.de, Wikipedia). Eine Fettleber entsteht vor allem durch zu viel Zucker und Alkohol, allgemein durch zu viel und zu üppiges Essen. Mangelnde Bewegung spielt ebenfalls eine Rolle. Wenn die Fettleber über viele Jahre besteht, kann das Organ ernsthaft erkranken, also eine Hepatitis entwickeln oder sogar eine Zirrhose (Abbau von aktiven Leberzellen, Narbenbildung). Hepatitis ist außerdem eine Virusinfektion.

Nach TCM-Kriterien würde ich eine Fettleber als feuchte Hitze einordnen, ebenso eine Hepatitis. Eine Zirrhose wäre – aufgrund von lang andauernder Hitze und Feuchtigkeit – ein Leber-Yin-Mangel. Sie können also versuchen, mit den Ernährungstipps für diese Syndrome Ihre Leber zu unterstützen. Die Leber ist ein Organ, das sich sehr gut regenerieren kann, eine günstigere Ernährung trägt dazu bei. Außerdem empfehle ich, zusätzlich TCM-Kräuter zu nehmen, die Sie bei TCM-Ärzten auf Rezept bekommen.

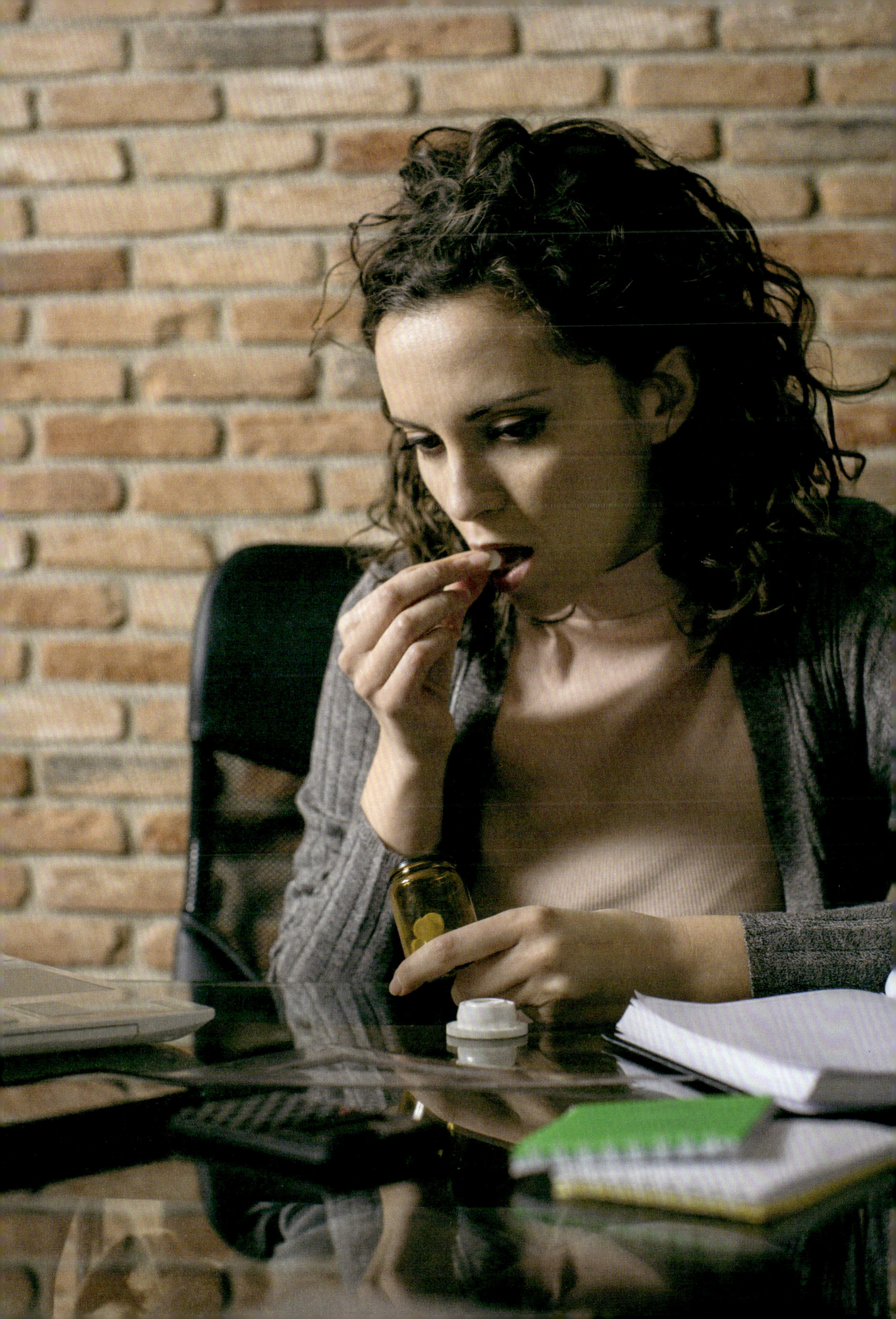

Wichtige Kräuter und Gewürze für Ihre Leber und Gallenblase

Die folgende Auflistung zeigt die aus meiner Sicht wichtigsten Kräuter und Gewürze für die Leber und informiert über ihre Wirkungen – Sie haben damit einen guten und schnellen Überblick. Wenn Sie mehr wissen wollen, empfehle ich Ihnen „Das große Buch der westlichen Kräuter aus Sicht der Traditionellen Chinesischen Medizin“ von Florian Ploberger (siehe Literaturliste, Seite 128).

Allgemeine Tipps zur Verwendung der Tees

Tees können Sie sowohl als Einzelkräutertees wie auch als Mischungen trinken, ganz so, wie es Ihnen schmeckt und angenehm ist. Bitte trinken Sie an einem Tag nicht mehr als 2–3 Tassen eines einzelnen Krauts und wechseln Sie die Sorten alle paar Wochen. So beugen Sie unerwünschten Nebenwirkungen vor.

Wenn Sie Sorten mischen, verlassen Sie sich auf Ihren Geschmack und Ihr Bauchgefühl. Sorgen Sie auch hier immer wieder für Abwechslung und achten Sie dabei auf die Verdauung (siehe unten). In Apotheken und Kräuterhäusern gibt es viele gute Mischungen, an denen Sie sich orientieren können, z. B. Tees für die Leber, Tees für den Magen oder Tees für einen guten Schlaf.

Für Kinder gilt: Je jünger, desto stärker sollte der Kräutertee verdünnt werden – Kinder reagieren noch sensibler als Erwachsene. Zur Verbesserung des Geschmacks können Sie immer einen kleinen Löffel Honig zugeben, das wirkt harmonisierend und stört die Wirkung des Krauts nicht.

Achten Sie auf die thermische Wirkung der Kräuter. Wenn Ihnen schnell kalt ist, trinken Sie nicht zu viele kühlende Tees. Mischen Sie diese Sorten mit wärmenden oder neutralen Tees. Wenn Ihnen schnell zu heiß ist oder wenn Sie zu Entzündungen im Körper neigen, bevorzugen Sie die kühlenden Sorten bzw. mischen Sie die wärmenden immer mit kühlenden.

Achten Sie auf Ihre Verdauung. Wenn Sie beim Trinken von kühlenden Tees Durchfall bekommen, machen Sie eine Pause, bis sich die Verdauung wieder beruhigt hat. Bei hartem Stuhl oder Verstopfung hingegen sind wärmende Tees oft nicht ideal.

Kräutertees wirken sanfter als Medikamente. Sie haben weniger Nebenwirkungen, brauchen aber länger, bis sie ihre Wirkung entfalten können. Prinzipiell wirken getrocknete Kräuter wärmender als frische Kräuter.

Ein paar Worte zu Nahrungsergänzungsmitteln

Einige Kräuter gibt es als Nahrungsergänzungsmittel oder Tinkturen, etwa Mönchspfeffer und Kurkuma. Wenn Sie solche Mittel ausprobieren wollen, achten Sie immer auf die beste Qualität, es gibt auch unseriöse Anbieter.

Denken Sie daran, dass Sie diese Mittel verdauen müssen: Die Wirkstoffe sind in Kapseln meist viel höher dosiert als in Tees oder Gewürzen. Nehmen Sie immer nur ein bis zwei Mittel gleichzeitig, um Ihren Körper nicht mit zu vielen Informationen zu überfordern. Und greifen Sie nur für eine gewisse Zeitspanne zu Nahrungsergänzungsmitteln: Aus meiner Sicht sollten diese keine Dauerlösung darstellen.

Hören Sie in diesem Zusammenhang auf jeden Fall – und das ist der wichtigste Rat – auf Ihr Bauchgefühl. Es gibt noch viel zu wenige Forschungsergebnisse, um über die ganzen (Neben-)Wirkungen Bescheid zu wissen. Deshalb ist die Einnahme von Nahrungsergänzungsmitteln immer eine Art Experiment. Und seien Sie sich bewusst, dass nicht alles, was pflanzlich ist, automatisch gesund ist – auch Pflanzen können giftig sein.

Augentrost

» kühlend, gut bei Bindehautentzündung und Gerstenkorn sowie geschwollenen Lidern
» leitet feuchte Hitze aus der Leber aus
» kann auch äußerlich angewendet werden (Kompresse auf die Augen legen)

Baldrian

» neutral, gut bei Schlafstörungen
» gut bei stressbedingten Magenproblemen
» gut bei PMS und Kopfschmerzen
» stärkt das Herz und bringt einen unruhigen Geist zur Ruhe

Basilikum

» neutral-wärmend, gut bei depressiver Verstimmung (Leber-Qi-Stagnation)
» gut bei unregelmäßiger Menstruation und Menstruationsschmerzen
» antiblähend
» Achtung in der Schwangerschaft: fördert die Wehen

Birkenblätter und -rinde

» kühlend, gut bei Blasenentzündung, z. B. in Kombination mit Bärentraube
» gut bei Hautentzündungen, z. B. bei Neurodermitis, Akne
» leitet Feuchtigkeit aus, z. B. bei Ödemen und gestauter Lymphe
» leitet feuchte Hitze aus
→ **Goldrute** wirkt ähnlich.

Brennnessel

» kühlend, bekannt für die entschlackende Wirkung
» gut bei Blasenentzündung mit Brennen beim Urinieren
» bewegt das Qi, leitet Feuchtigkeit aus
» stärkt sanft das Blut, z. B. bei trockenen Augen, innerer Unruhe, Müdigkeit

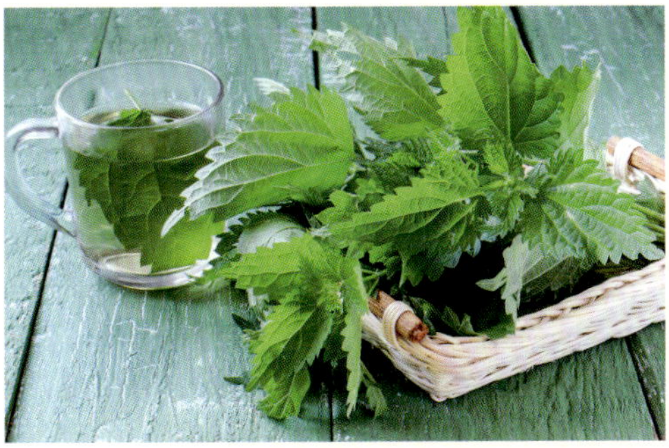

Enzianwurzel

» kalt, gut für Leber und Gallenblase
» gut bei Bluthochdruck
» gut bei Entzündungen von Haut und Augen
» gut bei vaginalen Infektionen mit gelbem Ausfluss
» leitet feuchte Hitze aus

Achtung: Bei innerer Kälte (Frieren, kalten Füßen etc.) nur während einer kurzen Zeitspanne trinken oder mit neutralen bzw. wärmenden Sorten mischen!

Frauenmantel

» kühlend, gut bei Menstruationsbeschwerden und unregelmäßiger Menstruation, z. B. in Kombination mit Schafgarbe und Pfefferminze
» kühlt Leber-Hitze, bewegt das Qi
» kann helfen, Blutungen zu stoppen, z. B. bei starken Monatsblutungen, schlecht heilenden Wunden (auch äußerlich angewandt), Nasenbluten
» Achtung in der Schwangerschaft: fördert die Wehen

Grüntee

» kühlend, leitet feuchte Hitze aus
» entgiftend
» gut bei nässenden Ekzemen, breiigem Stuhl, Akne (Achtung mit der Menge bei trockener Haut und trockenem Stuhl)
» senkt hochschießendes Leber-Yang ab, z. B. bei Kopfweh, Migräne, Augenentzündung
» fördert die Verdauung von tierischem Eiweiß

→ **Jasmintee**, der auf Grüntee basiert, wirkt ähnlich (zusätzlich ist Jasmintee bewegend für das Qi).

Heidelbeere, getrocknet

» kühlend, der Tee ist ein mildes Mittel bei Durchfall
» stärkt sanft das Blut, z. B. bei trockenen Augen, innerer Unruhe, Müdigkeit
» stärkt das Leber-Yin

Hopfen

» kühlend, gut bei Schlafstörungen und innerer Unruhe, z. B. in Kombination mit Baldrian, Lavendel, Rosenblüten und Schafgarbe
» bewegt das Leber-Qi und leitet feuchte Hitze aus der Haut aus
» gut bei nässenden Ekzemen, Furunkeln und Abszessen

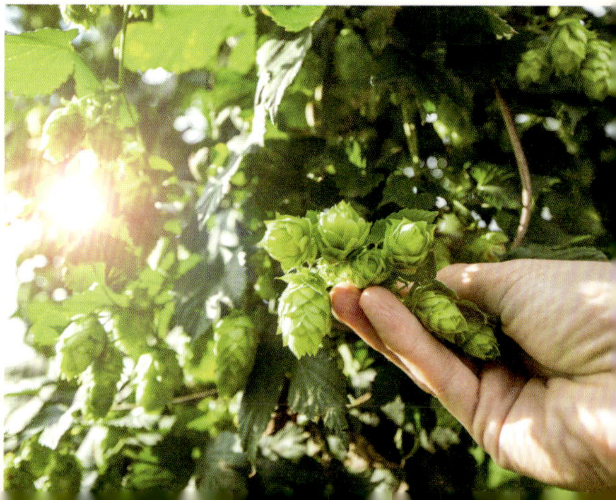

Johanniskraut

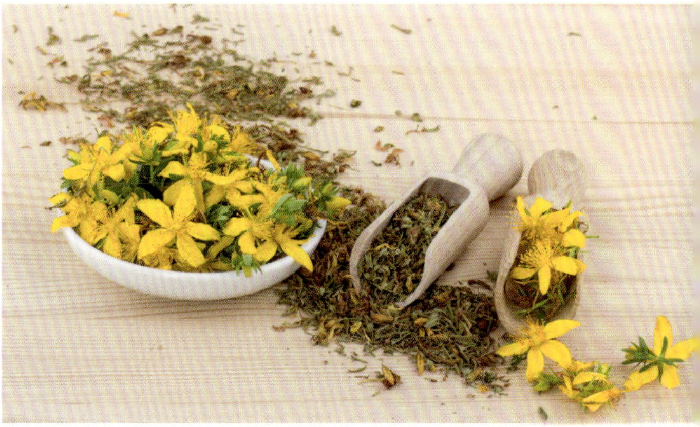

- kühlend, bekannt als Kraut gegen depressive Verstimmungen (Wirkung dauert mehrere Wochen)
- gut bei Schlafstörungen und Angst
- bewegt das Leber-Qi

Achtung: Kann bei längerer Einnahme Lichtempfindlichkeit auslösen sowie die Wirkung von diversen Medikamenten beeinflussen (bitte fragen Sie Ihren Hausarzt und meiden Sie zu viel Sonnenlicht, solange Sie den Tee trinken).

Kamille

- kühlend, bekannt für seine entzündungshemmende und beruhigende Wirkung
- gut bei Fieber, Hals- und Bauchweh
- gut bei Hautentzündungen und nässenden Ekzemen (auch äußerlich angewandt)
- bewegt sanft das Qi, gut bei PMS

Kurkuma (Gelbwurz)

- neutral, stärkt Leber und Gallenblase
- gut bei innerer Unruhe
- gut bei Menstruationsschmerzen (bewegt das Qi)
- hilft bei der Verdauung von fettem Essen
- gut bei Gallenblasen-Entzündung
- kühlt Leber-Hitze

Lavendel

- kühlend, gut bei innerer Unruhe und Herzklopfen
- senkt hochschießendes Leber-Yang ab, z. B. bei Drehschwindel, Migräne
- beruhigt inneren Wind
- bewegt das Qi und leitet feuchte Hitze aus

Lindenblüten

- kühlend, gut bei Fieber (mild schweißtreibend)
- gut bei verschleimtem Husten (mit gelbem Sekret)
- beruhigend
- senkt hochschießendes Leber-Yang ab, z. B. bei Drehschwindel, Migräne
- beruhigt inneren Wind

Löwenzahn (Kraut und Wurzeln)

» kalt, gut bei feuchter Hitze
» günstig z. B. bei Abszessen, Gelbsucht, nässenden Ekzemen, Gallensteinen
» gut bei Bindehautentzündung
» senkt das Leber-Yang ab, z. B. bei Migräne, Tinnitus

Achtung: Wenn die sehr kalte Wirkung zu Durchfall führt, machen Sie bitte eine Pause.

Maishaartee

» kühlend, gegen feuchte Hitze in der Gallenblase
» kann Steine und Verhärtungen auflösen
» gut bei Blasenentzündung
» gut bei innerer Unruhe und Gereiztheit

Majoran

» wärmend, gut bei Husten und verschleimter Lunge (mit klarem, flüssigem Sekret)
» gut bei Fruchtbarkeitsstörungen
» beruhigt inneren Wind, z. B. bei Tinnitus, Migräne und Schwindel
» mild gegen Blut-Stagnation, z. B. bei Menstruationsschmerzen

Mariendistelsamen

» kühlend, gut bei allen Leberproblemen
» gut bei Gallensteinen
» gut bei Migräne

(Zitronen-)Melisse

» kühlend, gut bei Einschlafproblemen und Herzklopfen
» gut bei Angst und Nervosität
» gut bei Menstruationsschmerzen und Migräne
» bewegt das Qi und beruhigt das Leber-Yang

Mönchspfeffer

» kühlend, gut bei allen Menstruationsbeschwerden
» leitet feuchte Hitze aus, ohne das Yin zu verletzen
» stärkt das Leber-Yin, gut in den Wechseljahren
» bewegt sanft das Qi, z. B. bei Kopfweh

Orangenblüten

» kühlend, gut bei Frustration und Anspannung
» gut bei Schlafstörungen
» reguliert den Fluss des Leber-Qi, z. B. bei Spannungsgefühl in den Rippen, Blähungen, Kopfweh, PMS

Petersilie

» leicht wärmend, stärkt Niere und Blase
» fördert die Menstruation und hilft bei Beschwerden
» harntreibend, gut bei Blasenentzündungen und Wasseransammlungen (Ödemen)
» wirkt gegen Blähungen und fördert die Fettverdauung
» stärkt das Leber-Blut, z. B. bei trockenen Augen, Erschöpfung, Blässe
Achtung in der Stillzeit: Zu viel Petersilie kann die Muttermilchbildung vermindern.

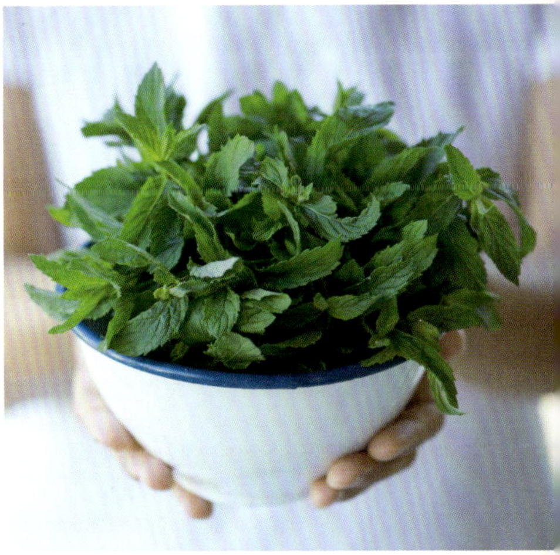

Pfefferminze

» kalt bis kühlend, gut bei Blähungen
» gut bei PMS und Menstruationsbeschwerden
» gut bei Bindehautentzündung und bei Gallensteinen
» bewegt das Leber-Qi, z. B. bei Kopfweh
Tipp: verbessert den Geschmack von anderen Kräutern

Rosenblütenblätter

» kühlend, gut bei Anspannung und Angst
» gut bei Schlafproblemen
» beruhigt das Leber-Yang und bewegt sanft das Qi

Safran

» neutral, mild antidepressiv
» baut sanft Blut auf, z. B. bei Anämie
» gut bei Nervenschmerzen
» bewegt das Qi und das Blut, z. B. bei Menstruationsschmerzen mit klumpigem Blut

Schafgarbe

» kühlend bis neutral, gut bei Menstruationsbeschwerden, z. B. in Kombination mit Frauenmantel und Pfefferminze
» gut bei Kopfschmerzen und Migräne, Bluthochdruck
» gut bei Verdauungsbeschwerden, z. B. bei Blähungen, Völlegefühl
» bewegt das Qi und das Blut
» beruhigt hochschießendes Leber-Yang

Tipp: Auf **www.heilkraeuter.de** finden Sie viele wertvolle Informationen zur Anwendung und Zubereitung der Kräuter sowie entsprechende Mengenempfehlungen.

Das 6-Wochen-Entgiftungsprogramm für Ihre Leber

Wichtiger Hinweis: Dieses Programm ist für gesunde Menschen gedacht, die vorbeugend ihre Leber schützen und sich etwas Gutes tun wollen. Bei Krankheiten fragen Sie bitte Ihren Arzt, ob das Programm für Sie geeignet ist. Brechen Sie die Kur ab, wenn unerwartete Beschwerden auftreten oder wenn Sie sich Sorgen wegen bestimmter Symptome machen. Leichtes Kopfweh, Müdigkeit oder vorübergehender Durchfall können hingegen normale Zeichen einer Entgiftung sein. Hören Sie bitte gut auf Ihr Bauchgefühl, um das eine vom anderen zu unterscheiden.

Allgemeine Empfehlungen für den gesamten Ablauf

Dies ist ein nachhaltig und sanft wirkendes Ernährungsprogramm für eine Leber-Reinigung, das Sie Ihren Bedürfnissen und Ihrem Alltag entsprechend abwandeln können. Es stärkt Leber und Gallenblase und leitet feuchte Hitze aus. Idealer Zeitpunkt für diese Kur ist zu Beginn des Frühlings, also zur „Zeit der Leber". Sie können die Kur bei Bedarf im Herbst wiederholen, um stressbedingten Verdauungsproblemen, Blähungen, Bluthochdruck, einer innerer Anspannung und gereizten Stimmung bzw. Stimmungsschwankungen, PMS, Kopfschmerzen und Augenentzündungen entgegenzuwirken.
Wenn Sie sich hingegen gesund und fit fühlen und weitgehend günstig ernähren, ist es aus meiner Sicht nicht notwendig, Reinigungskuren zu machen. Am besten, Sie hören auf Ihre Intuition und spüren in sich hinein, ob Sie Lust auf ein solches Ernährungsprogramm haben oder nicht. Die Erfolgsaussichten sind am besten, wenn Sie mit Freude und Motivation an die Sache herangehen!

Die Leber reinigen heißt, die Verdauung schonen

Lassen Sie während der sechs Wochen alle Nahrungsmittel weg, die Sie erfahrungsgemäß nicht gut vertragen. Achten Sie auf Ihr Bauchgefühl nach dem Essen sowie beim Trinken der empfohlenen Tees. Völlegefühl, Bauchdrücken oder Blähungen zeigen, dass eine Mahlzeit für Sie nicht passend war. Wichtig ist natürlich auch der Geschmack – wir können nur gut verdauen, was uns auch gut schmeckt. Trinken Sie vor allem auch keinen Tee, vor dem Ihnen ekelt.

Folgende Nahrungsmittel sind für viele Menschen schwer verdaulich:
Kohlgemüse (Brokkoli, Kohlrabi etc.), Knoblauch, Lauch, Zwiebeln, Hülsenfrüchte (Linsen, Bohnen etc.), Rohkost, Speisen aus Weiß- und Vollkornmehl – speziell auch Brot

Gut verdaulich sind für die meisten Menschen:
Reis, Polenta, Hirse, Kartoffeln, Karotten, Sellerieknollen, Süßkartoffeln, Zucchini, Eier, Äpfel

Stellen Sie einfache Mahlzeiten zusammen, d. h. verwenden Sie nur zwei bis vier Grundnahrungsmittel pro Mahlzeit, etwa Kartoffeln mit Ei und Zucchini, dazu etwas gutes Fett und Gewürze. Die meisten Rezepte hier (ab Seite 60) sind genau nach diesem Prinzip zusammengestellt. Je mehr Zutaten, desto schwerer verdaulich wird eine Mahlzeit.
Achten Sie bitte darauf, dass Ihre Verdauung weiter funktioniert (Tipps gegen die Verstopfung finden Sie auf Seite 37).

Vorübergehender Durchfall und weicher Stuhl können eine Nebenwirkung der Reinigung sein, nach einigen Tagen sollte sich aber alles wieder normalisiert haben. Normaler Stuhlgang bedeutet: ohne Schmerzen und meistens geformt. Wenn Sie unter Durchfall leiden, essen Sie vorwiegend Reis und gekochte Karotten, bis der Stuhl wieder fester wird. Bei Süßhunger wählen Sie Apfelkompott mit Reis. Meiden Sie Trockenfrüchte, Couscous, Spinat, Tomaten, Rohkost und Blattsalate bei Durchfall.

Monotonie in der Ernährung schont Verdauung und Leber

Verwenden Sie ruhig immer wieder jene Zutaten, die Ihnen schmecken und die Sie gut vertragen. Einfachheit und Wiederholung schonen Ihre Verdauung und helfen der Leber bei der Ausleitung von Feuchtigkeit und Hitze.

Entspannt bleiben ist wichtiger als die Befolgung der Ernährungsregeln.

Unsere Leber reagiert sehr empfindlich auf Leistungsdruck. Wenn Sie merken, dass Sie sich zu viel Druck und Stress in der Umsetzung des 6-Wochen-Programms machen, schalten Sie einen Gang zurück. Druck erzeugt Hitze und Stagnation in der Leber und genau diese Dinge wollen wir mit der Kur ja verbessern.

Meist ist es sinnvoller, sich hin und wieder die „verbotenen" Lieblingsspeisen oder einen Café Latte zu gönnen, als immer frustrierter und angespannter zu werden. Versuchen Sie auf jeden Fall, besonders liebevoll mit sich selbst umzugehen.

Tipp: Machen Sie sich eine Liste mit Aktivitäten, die Ihnen Energie, Freude und Entspannung bringen (z. B.: Kinobesuch, Freundin anrufen, Massage, Sauna, Yoga, Ausstellung besuchen, Waldspaziergang, tanzen, singen, malen). Tragen Sie sich im Kalender mehrere konkrete Aktivitäten ein, sodass Sie im Alltag nicht darauf vergessen.

Genießen Sie ein „schönes" Essen

Nehmen Sie sich die Zeit, Ihre Mahlzeiten auch für sich alleine schön zu gestalten. Es dauert nur wenige Augenblicke, frische Kräuter über das Essen zu streuen oder gekochtes Getreide mit einem Schöpflöffel anzurichten. Genuss fördert die Bekömmlichkeit – das ist eine der Grundregeln einer gesunden Ernährung. Essen Sie wie gesagt nur das, was Ihnen wirklich gut schmeckt. Versuchen Sie, bewusst zu schmecken, zu riechen, zu kauen – und vor allem langsamer zu essen. Legen Sie zwischendurch die Gabel zur Seite und spüren Sie in Ihren Bauch, er sagt Ihnen, ob Sie schon satt sind oder noch weiteressen wollen.

Bewegung entlastet die Leber

Äußere Bewegung unterstützt die innere Bewegung des Qi und wirkt so einer Stagnation entgegen. Auch hier gilt: Machen Sie sich dabei nicht zu viel Druck! Bewegung „just for fun" hilft der Leber mehr als das disziplinierte Abarbeiten eines Sportprogramms.

Bewegung machen muss nicht heißten, eine Sportart auszuüben. Nehmen Sie die Treppe statt des Aufzugs, tanzen Sie zur lauten Radiomusik am Morgen, stehen Sie beim Warten auf den Bus eine Minute auf einem Bein – es gibt so viele Möglichkeiten, in Bewegung zu kommen! Versuchen Sie, schön langsam, sich dieses „Bewegtsein" zur Gewohnheit zu machen, z. B. jeden Tag nach dem Aufwachen zwei Minuten mit den Beinen im Bett Rad zu fahren – oder jeden Abend vor dem Schlafengehen ein paar Dehnungsübungen zu machen. Ich bin selbst ein Bewegungsmuffel und mir hat genau das geholfen!

Tipp: Leichter geht es, wenn Sie einen Partner finden, der mit Ihnen beispielsweise einmal pro Woche einen langen Spaziergang macht oder die Pilates-Stunde besucht.

Gehen Sie früher schlafen

Versuchen Sie, weit vor Mitternacht ins Bett zu gehen. Wenn es Ihnen schwerfällt, gehen Sie zumindest eine halbe Stunde früher als üblich schlafen. Die Gallenblase hat ihre energetische Hochzeit von 23 bis 1 Uhr, die Leber von 1 bis 3 Uhr (siehe Seite 19). In dieser Zeit sollten wir tief schlafen, damit die beiden ihre wichtige Arbeit verrichten können.

Verzichten Sie auf Alkohol

Trinken Sie keine alkoholischen Getränke, Ihre Leber atmet auf, wenn sie sich ein paar Wochen vom Alkohol erholen kann. Streichen Sie, wenn es geht, auch den Kaffee. Sollte Ihnen dieser Verzicht schwerfallen, trinken Sie eine Tasse weniger am Tag. Auch das bringt viel! Versuchen Sie, nicht zu rauchen.

Tiefes Atmen entspannt die Leber

Nehmen Sie mehrmals täglich einige tiefe Atemzüge. Atmen Sie in Bauch und Becken hinein, nicht nur in den Brustbereich. Atmen bewegt das Qi und hilft gegen Stagnation. Tiefes Atmen beruhigt unser ganzes System und kühlt innere Hitze.

Tipp: Schaffen Sie sich einen Anker, damit das tiefe Atmen zur Gewohnheit wird. Verknüpfen Sie z. B. einen bestimmten täglichen Weg mit Atemübungen. Nehmen Sie etwa einige tiefe Atemzüge, wenn Sie von der Arbeit zur Busstation gehen oder wenn Sie Ihr Kind vom Kindergarten abholen. Gehen Sie nach dem Aufstehen zum Fenster und atmen Sie drei Minuten an der frischen Luft tief ein und aus. Programmieren Sie einfach Ihr Handy, es kann Sie an Ihren täglichen Atemtermin erinnern.

Pausen und Mittagsruhe – Ihre Leber freut sich!

Gönnen Sie sich kleine Pausen untertags und schauen Sie z. B. fünf Minuten einfach nur aus dem Fenster. Stehen Sie vom Schreibtisch auf und strecken Sie sich zwei Minuten. So kommen Sie „vom Alltagsstress herunter" und kühlen innere Hitze.

Eine Mittagsruhe – mit oder ohne Schlaf – ist besonders günstig, da die Leber zwischen 13 und 15 Uhr ihre energetische Tiefzeit hat und am schlechtesten arbeitet. Ob zehn Minuten ruhiges Sitzen oder 20 Minuten Mittagsschlaf: Beides hilft Ihrer Leber, sich zu dieser Zeit zu regenerieren.

So passen Sie das Programm Ihrem individuellen Typ an

Sie profitieren am meisten vom 6-Wochen-Programm, wenn Sie es an Ihren persönlichen Typ nach der Traditionellen Chinesischen Medizin anpassen. Studieren Sie die Tabellen bei den Syndromen Leber-Qi-Stagnation, Leber-Blut-Mangel, Leber-Hitze etc. im vorderen Teil des Buches – wo erkennen Sie sich am ehesten wieder?

Wählen Sie dann die Gerichte aus dem Rezeptteil dementsprechend aus (bei jedem Rezept ist angeführt, ob es z. B. Hitze kühlt, bei Qi-Stagnation hilft, das Blut stärkt etc.).

Richtlinien zur Anpassung des Programms

- Je mehr Leber-Hitze und hochschießendes Leber-Yang, desto mehr kühlendes Gemüse bzw. Rohkost sollten Sie essen. Achten Sie bei vermehrtem Rohkostkonsum bitte gut auf Ihre Verdauung (kein Auftreten von Durchfall).
- Je mehr Leber-Qi-Stagnation, desto wichtiger ist die Reduzierung von Stress und Druck, desto bedeutsamer sind „mehr gutes Atmen“ und mehr freudvolle Bewegung. Beim Essen ist weniger mehr. Meiden Sie ein „Überessen“.
- Je mehr feuchte Hitze, desto mehr Reis, Gemüse und Hülsenfrüchte sollten auf dem Speiseplan stehen (falls für Sie bekömmlich). Verwenden Sie Eier und Käse nur sparsam und verzichten Sie auf Essen, das bei höherer Temperatur in Fett angebraten wird. Dünsten und in Wasser kochen, das ist für Sie bekömmlicher.
- Je stärker Leber-Blut- und Leber-Yin-Mangel, desto niedriger sollte der Rohkost-Anteil sein. Verwenden Sie regelmäßig Eier oder auch etwas Fleisch und Fisch und achten Sie auf gute Fette wie Butter, Olivenöl und Sahne, sowie Nüsse und Kerne. Essen Sie ausreichende Mengen, um satt zu werden.

Ist Ihnen das alles zu viel? Zu viele Regeln?

Wenn Sie merken, dass sich innerer Druck aufbaut und Sie sich fragen, wie Sie das alles schaffen sollen, dann gehen Sie es langsam an: Suchen Sie sich ein oder zwei Punkte heraus, mit denen Sie beginnen können, z. B. mit dem Weglassen des Alkohols und dem Einhalten einer täglichen Mittagsruhe. Starten Sie mit dem, was Ihnen am leichtesten fällt. Auch kleine Schritte bewirken sehr viel! Von da aus gehen Sie dann Schritt für Schritt weiter, ohne Druck und Stress. Fühlen Sie sich frei, sich aus dem Programm das herauszunehmen, was Sie anspricht und Ihnen gefällt. Vertrauen Sie Ihrem Körper und darauf, dass er Ihnen zeigt, was er braucht und was ihm guttut.

Es geht los: So reinigen Sie Ihre Leber in 6 Wochen

1

Woche 1 – Vorbereitung „nice & easy"

- Stöbern Sie in den Rezepten und probieren Sie ein gekochtes Frühstück. Finden Sie eines, das Ihnen schmeckt und dessen Zubereitung sich gut in Ihren Alltag einbauen lässt. Es kann süß oder pikant sein, etwa auch eine Gemüsesuppe oder ein Reisgericht.
- Kaufen Sie sich Vorräte für die kommenden Wochen: Gemüse der Saison, Kartoffeln, Basmatireis, Olivenöl, Zitronen, Kichererbsen und Bohnen in der Dose oder im Glas, rote und gelbe Linsen, Äpfel, Trockenfrüchte, Kerne und Samen, frische Kräuter, Gewürze wie Kräuter der Provence, gemahlenen Kümmel, Koriandersamen, Kreuzkümmel, getrockneten Majoran. Achten Sie, wann immer es geht, auf Bio-Qualität.
Kaufen Sie sich 2–3 Kräutertees für die Kur, z. B. Schafgarbe, Kamille und Löwenzahn (zur genauen Wirkweise siehe Seite 45). Probieren Sie aus, wie diese Tees schmecken.
- Verzichten Sie so gut es geht auf Alkohol, Kaffee, Weißmehl und Zucker. Reduzieren Sie Fleisch und Wurst und essen Sie viel Gemüse. Besorgen Sie sich frische Kräuter wie Petersilie und Basilikum und streuen Sie sie über Ihre Mahlzeiten.
- Trinken Sie jeden Tag 1–1,5 l warmes bis heißes Leitungswasser, bei Widerwillen gegen warmes Wasser trinken Sie es bei Zimmertemperatur, aber nicht kalt.
- Probieren Sie ein paar Atemübungen und sanfte Bewegung (siehe Tipps Seite 52).

2 & 3

Woche 2 und 3

- Trinken Sie 1–2 Gläser heißes Wasser direkt nach dem Aufstehen. Versuchen Sie danach gleich, Ihren Darm zu entleeren.
- Etwa 20–30 Minuten später essen Sie ein gekochtes Frühstück (siehe Rezepte) – auch wenn Sie keinen Appetit haben, eine kleine Menge reicht. Regelmäßige Mahlzeiten stärken die Verdauung und die Leber.
Vormittags und nachmittags trinken Sie jeweils 1–2 Tassen milden Kräutertee für die Leber, beispielsweise aus Orangenblüten, Kamille, Schafgarbe, Lavendel, Lindenblüten oder Melisse. Sie können die Sorten auch mischen.
- Das Mittagessen suchen Sie sich aus den Rezepten in diesem Buch aus. Wenn Sie unterwegs essen, wählen Sie eine Gemüsesuppe, Kartoffeln mit Ei, Reis mit Fisch oder eine andere einfache Mahlzeit. Verwenden Sie großzügig frische Kräuter, die Sie über jedes Essen streuen können. Ein kleiner bitterer Blattsalat als Beilage ist günstig, aber nur wenn er Ihnen schmeckt!
- Essen Sie ein frühes Abendessen, im Idealfall nicht nach 19 Uhr. Wählen Sie eine Gemüsesuppe oder eine Mahlzeit aus Getreide, Hülsenfrüchten oder Gemüse. Verzichten Sie auf Fleisch, Fisch, Ei und Rohkost (also auch auf Blattsalate). Etwas Käse als Beilage zum Gemüse ist erlaubt.
- Bei Hunger am Vormittag oder Nachmittag: Essen Sie einen Apfel, Cashewkerne oder ein paar Trockenfrüchte. Auch Reste vom Frühstück oder ein Bio-Roggenbrot (im Idealfall mit Sauerteig gemacht, nicht mit Hefe) mit Hummus oder Butter und Oliven sind möglich.

Achten Sie darauf, täglich 3–5 Mahlzeiten zu sich zu nehmen, möglichst jeden Tag zur selben Zeit. So schonen Sie Ihren Darm und helfen Ihrer Leber bei der Reinigung. Hüten Sie sich vor Zwischendurch-Snacks. Es hilft, wenn Sie sich bei den Mahlzeiten hinsetzen und bewusst essen, auch bei den Zwischenmahlzeiten.

Integrieren Sie Atemübungen und sanfte Bewegung in Ihren Tagesablauf. Machen Sie sich dabei keinen Druck (siehe „Bewegung entlastet die Leber“, Seite 52).

Woche 4

Halten Sie sich an die Empfehlungen für die Wochen 2 und 3 – mit kleinen Abänderungen: Trinken Sie Ihr morgendliches heißes Wasser mit einem Schuss unpasteurisiertem Apfelessig oder Zitrone (etwa 1–2 EL). Machen Sie das aber nur, wenn es sich für Magen und Geist wohltuend anfühlt.

Ersetzen Sie den milden Kräutertee bei Vorliegen von feuchter Hitze oder Leber-Hitze durch Löwenzahntee (Wurzeln und Blätter aus der Apotheke). Dieser Tee wirkt stark kühlend, entgiftet, hemmt Entzündungen und leitet Feuchtigkeit aus. Trinken Sie eine Tasse 4
vormittags und eine nachmittags. Kochen Sie dafür 2 TL Wurzeln und Blätter in 1/2 l kaltem Wasser auf und lassen Sie sie 10 Minuten köcheln. Seihen Sie den Tee ab und trinken Sie ihn warm. Für die zweite Tasse wärmen Sie den Rest einfach auf.

Ein Leberwickel nach dem Mittagessen oder am Abend vor dem Zubettgehen unterstützt die Entgiftung. Legen Sie sich dazu ein heißes, feuchtes Handtuch auf die rechte Bauchseite und geben Sie ein trockenes Handtuch und eine Wärmeflasche darauf. Entspannen Sie sich und lassen Sie den Wickel etwa 20–30 Minuten einwirken. Sie können einen solchen Wickel auch nur am Wochenende machen, wenn Sie Zeit und Ruhe dafür haben. Hören Sie auf Ihre Intuition und machen Sie sich keinen Druck.

Woche 5

Gehen Sie vor wie in den Wochen 2 und 3 – also wieder mit milderen Kräutertees und heißem Wasser ohne Essig oder Zitrone. Die Leberwickel aus der Woche 4 können Sie 5
gerne weiterhin machen, wenn sie Ihnen gefallen.

Woche 6 – „ back to normal“

Lassen Sie die Kur in dieser Woche langsam und sanft zu ausklingen. Wichtig ist, nicht sofort alles zu essen, worauf Sie in den vergangenen Wochen verzichtet haben – Sie würden damit den Erfolg der Kur nämlich schnell wieder zunichtemachen. Gehen Sie es langsam an!

Essen Sie Tag für Tag ein „neues“ Nahrungsmittel, beginnen Sie etwa mit einem Käsebrot, gönnen Sie sich am nächsten Tag eine Tasse Kaffee und am übernächsten Tag ein 6
Stück Kuchen. Spüren Sie gut in sich hinein und achten Sie darauf, wie Ihre Verdauung und Ihr Wohlbefinden reagieren. Ihr Körper ist jetzt sehr sensibel und zeigt Ihnen klar und deutlich, was ihm guttut. Schreiben Sie ein Ernährungstagebuch, wenn Sie mögen, um diese Reaktionen festzuhalten. So können Sie die für Sie passende Ernährung finden, auf Dauer umsetzen und Ihre Leber damit fit und gesund erhalten – und damit den gesamten Körper!

Folgende leberfreundlichen Gewohnheiten behalten Sie im Idealfall bei:

- Sie essen ein gekochtes Frühstück an zumindest fünf Tagen pro Woche.
- Sie halten, so oft es geht, regelmäßige Mahlzeiten ein.
- Sie achten auf einen ruhigeren Tagesablauf mit mehr Pausen und weniger Stress sowie auf ausreichend Nachtschlaf.
- Sie kochen mit frischen Zutaten und essen am besten täglich Gemüse.
- Sie trinken Wasser als Hauptgetränk, im besten Fall warm bis heiß.

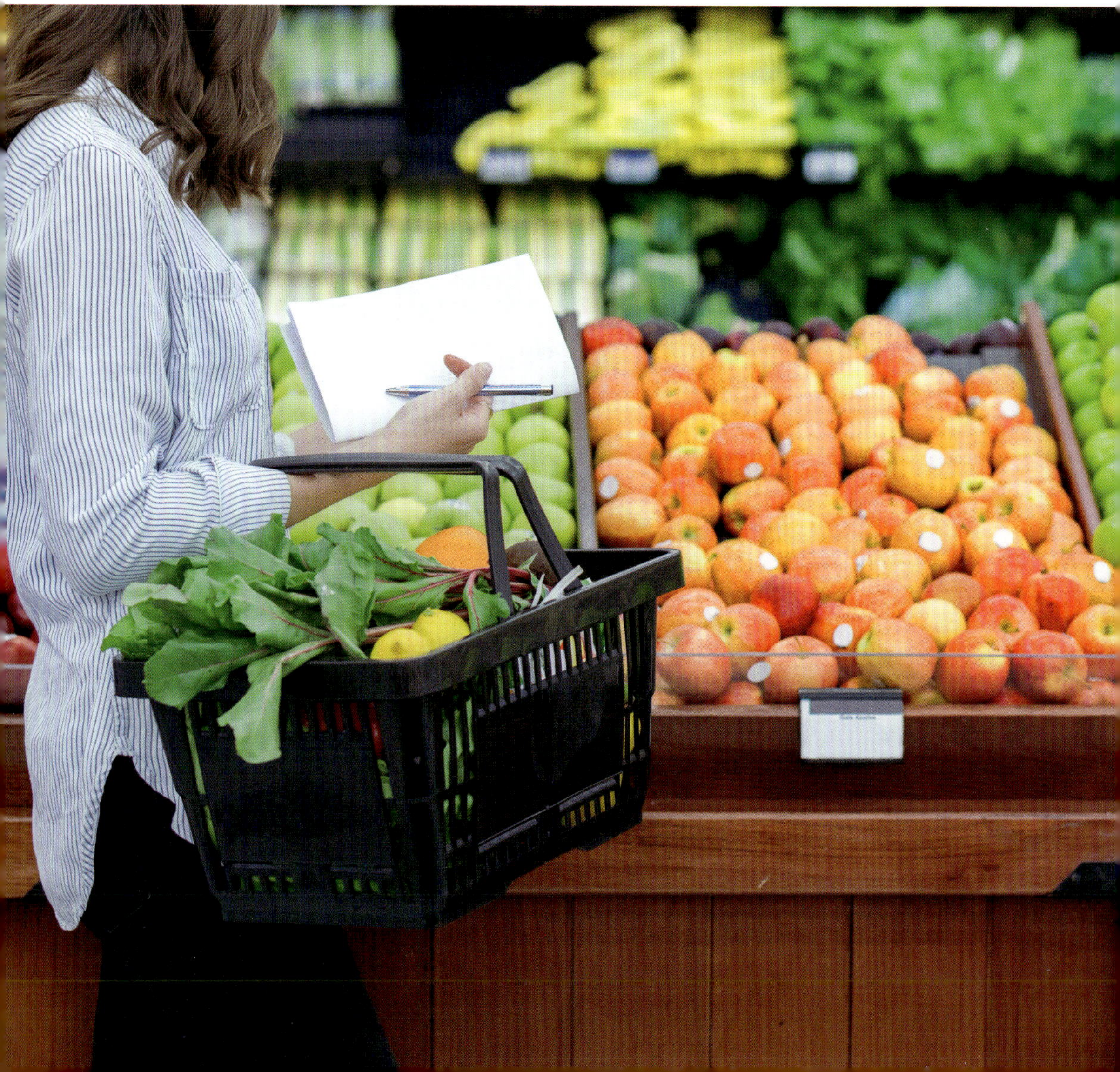

10 Kochtipps für eine fitte Leber

1. Achten Sie beim **Einkauf auf eine gute Qualität** (Bio, Fair Trade, regional) und meiden Sie Industriekost bzw. Fertigprodukte wie Suppenwürfel und Fertigsaucen. Lesen Sie immer die Zutatenlisten – je verständlicher diese ist und je weniger Zutaten darin angeführt sind, desto besser. Alle Geschmacksverstärker, Farbstoffe, Konservierungsmittel etc. belasten Ihre Leber.
2. Ersetzen Sie weißen Zucker durch unraffinierten Rohrohrzucker oder Vollrohrzucker, Reissirup, Honig oder Ahornsirup. Versuchen Sie allgemein, **weniger zu süßen**.
3. Achten Sie auf eine **bekömmliche Zubereitung**. Kochen, dünsten, im Backofen zubereiten, das ist für Ihre Leber besser als scharfes Anbraten, Frittieren, Grillen. Je mehr Hitze Sie bei der Zubereitung verwenden, desto erhitzender wird auch die Speise – was besonders bei Fleisch wichtig ist, weil es prinzipiell eine wärmende Wirkung hat. Aus diesem Grund ist gerade gegrilltes Fleisch erhitzend und für Leber und Gallenblase ungünstig. Wenn Sie gerne Fleisch essen, dünsten oder kochen Sie es lieber.
4. Verwenden Sie je nach Zubereitung die **richtigen Fette**. Für ein Erhitzen auf hohe Temperaturen (nur als Ausnahme empfohlen, siehe Punkt 3) sind Butterschmalz oder Kokosfett bzw. -öl empfehlenswert, weil sie hitzestabil sind. Olivenöl, Butter und Sesamöl sollten nur sanft erhitzt werden (ca. bis Stufe 6 von 10 am Herd bzw. bis 180 °C im Backofen), damit keine schädlichen Stoffe entstehen. Leinöl und andere Öle mit einem hohen Anteil an mehrfach ungesättigten Fettsäuren dürfen gar nicht erhitzt werden.
5. Verwenden Sie möglichst **selten scharfe Gewürze**, Knoblauch, Zimt und Gewürznelken – diese haben eine erhitzende Wirkung. Essen Sie Zwiebeln in kleinen Mengen und nicht roh, sondern gedünstet oder gekocht. Rohe und scharf angebratene Zwiebeln sind schwer verdaulich und erhitzend. Für Geschmack sorgen getrocknete Kräuter, gemahlene Koriandersamen, Kardamom, Kümmel und Kreuzkümmel sowie frische Kräuter und gutes, im Idealfall unraffiniertes Salz.
6. Essen Sie **tierisches Eiweiß nicht täglich** und verstehen Sie Fleisch, Fisch, Eier, Käse als kleine Beilage zur Hauptspeise, die aus Gemüse, Getreide und Hülsenfrüchten besteht.
7. Verwenden Sie häufig frische grüne **Kräuter** oder Sprossen.
8. Essen Sie **bittere Blattsalate** als kleine Beilage zu Ihren Hauptspeisen, wie Endivien, Chicorée, Radicchio. Machen Sie das besonders im Frühling und Sommer.
9. Verwenden Sie **Zitrone** und unpasteurisierten (!) Apfelessig für Salate und ab und zu als Getränk oder zum Würzen Ihrer Speisen. Sie entspannen die Leber und regen den Fluss der Galle an.
   Achtung: Essig ist ein relativ stark wirkendes Mittel, das nicht für jeden bekömmlich ist. Nehmen Sie ihn nur, wenn Sie ihn gut vertragen und er sich für Sie subjektiv angenehm anfühlt. Zwingen Sie sich nie dazu, etwas zu essen oder zu trinken, wogegen Sie einen Widerwillen haben.
10. **Achten Sie auf Ihre Verdauung** und versuchen Sie herauszufinden, was für Sie nicht bekömmlich ist und z. B. Blähungen oder Magenschmerzen verursacht. Eine einfache Zusammenstellung der Mahlzeiten mit wenigen Zutaten hilft dabei. Verwenden Sie etwa nur eine Getreide- und Obstsorte im Frühstücksporridge oder nur zwei Gemüsearten mit Ihrem Reis.

Die wichtigsten Nahrungsmittel für die Leber und ihre Wirkungen

Auf den Innenklappen dieses Buches finden Sie eine Liste mit den meiner Meinung nach wichtigsten Nahrungsmitteln mit Leber- oder Gallenblasenbezug – Teil 1 „Algen bis Melanzani (Auberginen)“ vorne, Teil 2 „Misopaste bis Zwiebeln“ hinten. Einige wenige Nahrungsmittel sind dabei, die keinen Bezug zur Leber/Gallenblase haben, aber trotzdem in den Quellen bei spezifischen Beschwerden aus dem Organkreis empfohlen werden (z. B. Sonnenblumenkerne bei hochschießendem Leber-Yang).

Die thermische Wirkung wird in den verschiedenen Quellen nicht immer einheitlich angeführt. Die Unterschiede sind aber nur graduell. Im Zweifelsfall habe ich jene thermische Wirkung genommen, die mir aus eigener Erfahrung und Recherche am wahrscheinlichsten erscheint.

Weitere Infos erhalten Sie in den Büchern „Praxisbuch Nahrungsmittel und Chinesische Medizin“ und „Chinesische Diätetik“ (siehe Literaturliste, Seite 128), eine ausführliche Liste mit noch mehr Nahrungsmitteln in meinem eBook „TCM Praxis. Einfache Anwendungen in der Ernährung“.

REZEPTE

Auf den nächsten Seiten finden Sie einfache und wohlschmeckende Kochrezepte, die Ihrer Leber guttun – geordnet nach den Kategorien Frühstück, Suppen und Salate bzw. Hauptmahlzeiten. Sie können aber alles zu jeder Tageszeit essen, es gibt in der TCM keine Regeln dafür, welches Essen als Frühstück und welches als Abendessen geeignet ist. Hauptsache, es schmeckt, macht Sie angenehm satt und belastet Ihre Verdauung nicht. Hören Sie auf Ihr Bauchgefühl und Ihren Appetit – das sind gute Ratgeber.

Prinzipiell wird ein leichtes und frühes Abendessen empfohlen, Frühstück und Mittagessen sollten die Hauptmahlzeiten sein. Es gibt aber individuelle Unterschiede, schränken Sie sich nicht zu sehr ein.

Bei jedem Rezept ist angegeben, wann es besonders empfehlenswert ist, z. B. bei Leber-Hitze, Leber-Qi-Stagnation etc. (zu den Wirkungen der einzelnen Nahrungsmittel siehe Tabellen auf den Innenklappen des Buches).

Vorschläge für Varianten zeigen, wie Sie die Rezepte schnell und einfach abwandeln können, in den Tipps finden Sie praktische Informationen zum Kochen bzw. zu einzelnen Zutaten (bei dieser Gelegenheit: Kaufen Sie, wann immer es geht, Bio-Produkte!).

Die Mengenangaben gelten stets für 3–4 Personen.

Wassermelonen-Reis

kühlt Leber-Hitze, günstig bei innerem Wind und hochschießendem Leber-Yang, Leber-Qi-Stagnation

ZUTATEN

200 g Basmati- oder Milchreis
400 ml Hafermilch
2 EL Kokosflocken
1/2 TL Bourbonvanillepulver
Schlagsahne (Schlagobers) oder Kokosmilch nach Belieben
1 kleine Wassermelone
einige Sonnenblumenkerne

Basmati- oder Milchreis kalt waschen und in der Hafermilch aufkochen. Mit den Kokosflocken und dem Vanillepulver etwa 15 Minuten weich kochen.

1 Schuss Schlagsahne oder Kokosmilch dazugeben.

Wassermelone aufschneiden und mit dem Reis anrichten.

Sonnenblumenkerne darüberstreuen.

Varianten

Falls Sie es süßer mögen, können Sie den Reis in Vanille- oder Mandelreismilch kochen (erhältlich im Bioladen, auch ohne Zuckerzusatz). Trockenfrüchte wie Rosinen und Datteln geben ebenfalls mehr Süße. Durch die Trockenfrüchte erhält das Gericht zudem eine blutstärkende Wirkung.

Tipp

Basmatireis bewegt als einzige Reissorte das Qi. Sie können aber auch jede andere Reissorte nehmen. Reis ist in der TCM sehr beliebt, da er die Verdauung stärkt und Qi aufbaut, thermisch neutral ist und pathogene Feuchtigkeit trocknet. Er wird auch als Basis verwendet, um andere Zutaten bekömmlicher zu machen. Bei sehr schwacher Verdauung tut ein Congee gut, also eine mindestens 2 Stunden lang gekochte Reissuppe (je länger sie gekocht wird, desto bekömmlicher ist sie). Waschen Sie den Reis übrigens immer gut in kaltem Wasser, um eine mögliche Arsenbelastung zu minimieren. Auch Einweichen hilft (einige Stunden, danach das Wasser wegleeren), Arsen ist wasserlöslich.

Warmer Zwetschgen-Reis-Kuchen

…› **günstig bei Leber-Qi-Stagnation**

ZUTATEN

250 ml Reismilch
250 g Reisflocken
2 EL Kokosflocken
Rosinen nach Belieben
1/2 TL Bourbonvanillepulver
5–7 Zwetschgen oder Pflaumen
1 EL Butter, in Stücken
2–3 EL Mandelblättchen

Am Abend 250 ml Wasser und Reismilch in einen Topf geben, die Reisflocken einstreuen und zum Kochen bringen. Kokosflocken und Rosinen dazugeben, mit dem Vanillepulver würzen.

Nach 5 Minuten den Herd abschalten. Die Masse über Nacht bei geschlossenem Deckel ziehen lassen.

Am Morgen den Backofen auf 180 °C vorheizen. Reisflockenmasse auf dem mit Backpapier ausgelegten Backblech etwa 1 cm dick aufstreichen.

Zwetschgen waschen und in Stücke schneiden, auf den Reisboden auflegen. Butterstückchen darauf verteilen, Mandelblättchen darüberstreuen.

Kuchen etwa 15 Minuten backen.

Varianten

Kirschen und rote Weintrauben bewegen ebenfalls das Leber-Qi und stärken außerdem Blut und Leber-Yin.

Tipp

Falls Ihnen die Zubereitung zu lange dauert, können Sie auch bereits den Reisflockenbrei mit dem Obst mischen und essen.

Crunchiger Ofenapfel

nährt das Yin allgemein

ZUTATEN

4–5 Äpfel
3 EL Mandelmus
2 TL Honig
Rosinen nach Geschmack
1 TL gemahlener Kardamom
200 ml Apfelsaft
je 2 EL Pinienkerne, Walnüsse, Cashewkerne, Mandelblättchen, Kokosflocken

Den Backofen auf 180 °C vorheizen. Äpfel gut waschen und in Hälften schneiden (eventuell schälen), Kerngehäuse gut entfernen. Apfelhälften in einer feuerfesten Form verteilen.

Mandelmus, Honig und Rosinen in einer kleinen Schüssel mischen. Die Mandelmusmischung auf die Apfelhälften geben, alles mit etwas Kardamom bestreuen. Den Boden der Form mit Apfelsaft begießen (rund 2 cm hoch). Äpfel etwa 40 Minuten backen.

Kerne und Kokosflocken auf ein mit Backpapier ausgelegtes Backblech geben und die letzten 20–30 Minuten ebenfalls in den Backofen schieben und mitbräunen. Achten Sie aber darauf, dass nichts anbrennt!

Äpfel mit den Kernen und Flocken anrichten.

Varianten

Dazu passt eine Vanillesauce, gemacht aus Haferdrink und Bio-Vanillepuddingpulver (nach Packungsanleitung). Letzteres enthält – im Unterschied zu herkömmlichem Puddingpulver – keine Farbstoffe, keinen Zucker und kein künstliches Aroma. Lesen Sie bitte immer die Zutatenliste und wählen Sie das Produkt, das am wenigsten Chemie enthält. Hafermilch ist von ihrem Geschmack her süßlich (obwohl kein Zucker drinnen ist) und so reicht es, wenn Sie nur sehr wenig (unraffinierten) Rohrohrzucker zugeben.

Tipp

Die gerösteten Nüsse können Sie in einem Schraubglas einige Tage im Kühlschrank aufbewahren. Sie passen gut zu allen süßen Breien und sind ein bekömmlicher Snack bei Süßhunger.

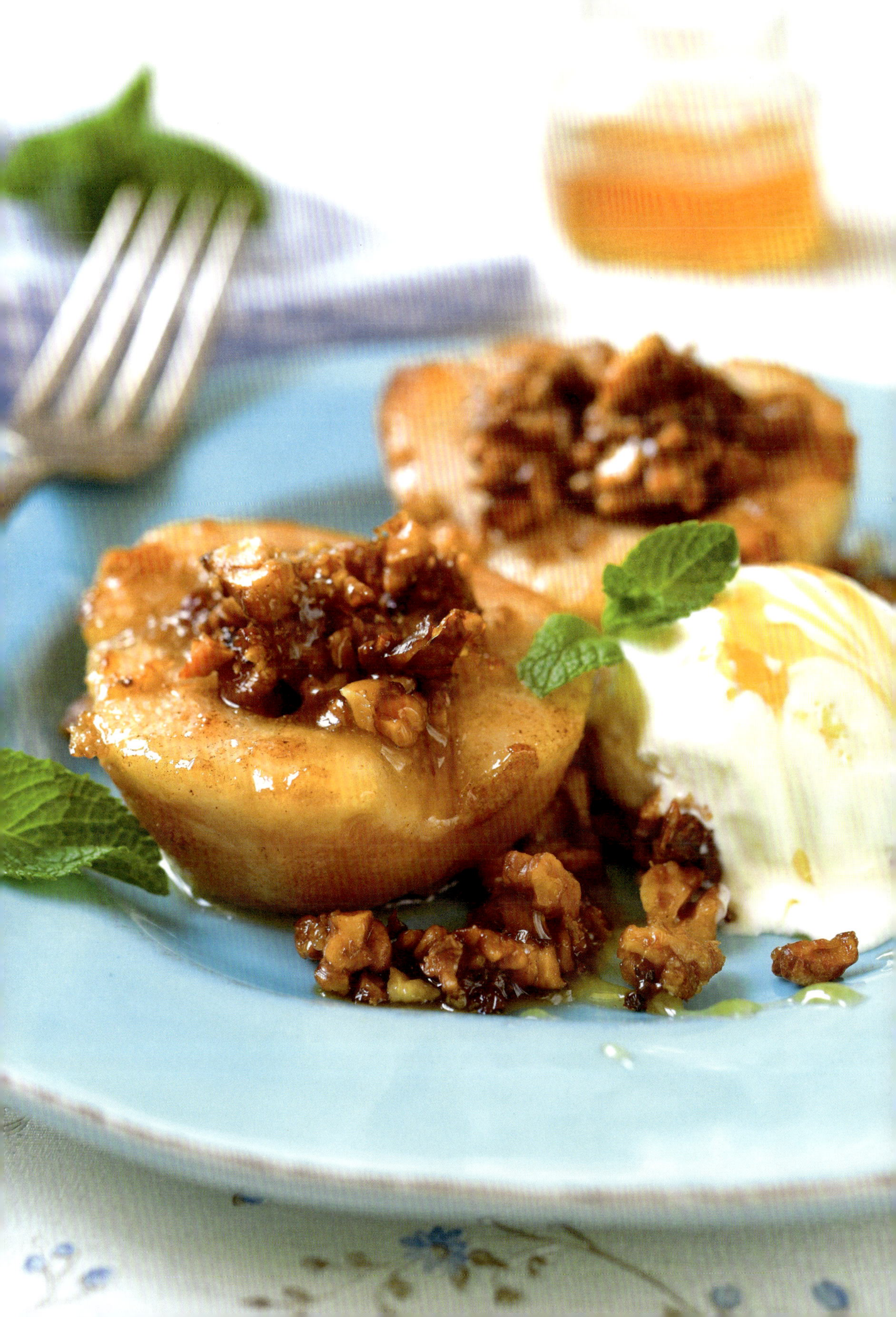

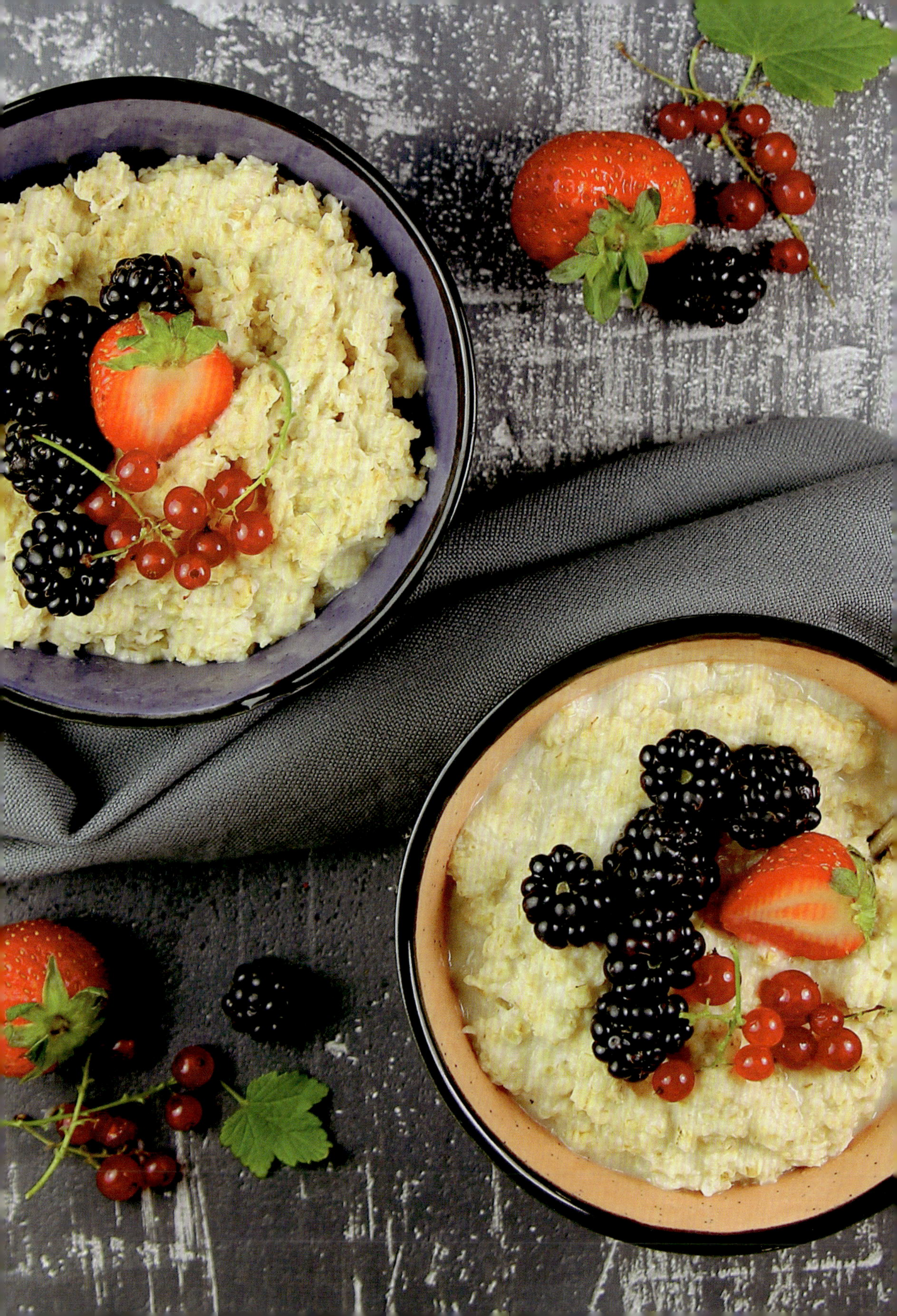

Beeren-Dattel-Polenta

nährt das Leber-Blut

ZUTATEN

200 ml Reismilch
200 g Polenta
1/2 TL Bourbonvanillepulver
5–6 Datteln nach Belieben
2 TL Butter
4–5 EL Beeren nach Saison
2 TL schwarzer Sesam

200 ml Wasser und Reismilch zum Kochen bringen, die Polenta einstreuen. Unter häufigem Rühren etwa 10 Minuten köcheln lassen.

Mit dem Vanillepulver würzen. Datteln bei Bedarf entkernen, klein schneiden, zur Polenta geben und kurz mitkochen.

Butter unter die fertige Polenta rühren und alles weitere 5 Minuten ziehen lassen.

Saisonbeeren nach Geschmack untermischen.

Schwarzen Sesam leicht mörsern oder kurz in der beschichteten Pfanne ohne Fett anrösten und über die Polenta streuen.

Varianten

Säuerlich schmeckende Beeren wie Johannis- oder Brombeeren stärken zusätzlich das Leber-Yin. Im Winter können Sie Beerenmarmelade von hoher Qualität oder Äpfel (in Stücken oder gerieben) nehmen. Tiefgekühlte Beeren haben keine blutstärkende Wirkung. Statt der Datteln passen auch Rosinen oder Aprikosen, sie stärken ebenfalls das Blut.

Tipp

Kochen Sie eine größere Menge Polenta und lassen Sie den Rest stehen, sodass er fest wird. Abends haben Sie dann einen Polentakuchen, den Sie mit Schokostreuseln, Kompott oder Apfelmus essen können.

Trauben-Sesam-Hirse

leitet feuchte Hitze aus, stärkt das Blut und das Yin, beruhigt inneren Wind

ZUTATEN

200 g Hirse
1/2 TL Bourbonvanillepulver
1 EL Kokosflocken
1 EL Rosinen
80 ml Schlagsahne (Schlagobers) oder Kokosmilch
ca. 25 rote Weintrauben
1 TL Butter
125 ml roter Traubensaft
1 TL schwarzer Sesam
2 EL Cashewkerne

Hirse heiß abspülen und in 400 ml heißem Wasser zum Kochen bringen. Mit dem Vanillepulver würzen. Kokosflocken und Rosinen dazugeben.

Hirsemischung im geschlossenen Kochtopf 10 Minuten köcheln, dann 5 Minuten ziehen lassen. 1 Schuss Schlagsahne oder Kokosmilch zugeben.

Während der Kochzeit Weintrauben gut waschen und in Hälften schneiden, Kerne eventuell entfernen.

Weintrauben in der Butter kurz andünsten und mit dem Traubensaft aufgießen. Schwarzen Sesam leicht mörsern und dazugeben. Cashewkerne ebenfalls dazugeben und kurz mitdünsten.

Hirse mit der Traubenmischung anrichten.

Varianten

Statt der Trauben können Sie auch Kirschen verwenden. Wenn Sie die Cashewkerne knackiger mögen, dann braten Sie sie kurz bei hoher Temperatur in einer beschichteten Pfanne ohne Fett an (Achtung, sie verbrennen schnell!). Variieren Sie die Menge des Traubensafts je nach Geschmack, Sie können auch zur fertigen Hirse noch Saft geben. Hirseflocken sind schneller fertig als Hirse, werden aber leicht ranzig (achten Sie auf den Geruch und natürlich auf eine gute Qualität).

Tipp

Hirse eignet sich gut zum Vorkochen. Bereiten Sie eine größere Menge zu und bewahren Sie sie im Kühlschrank auf – so haben Sie z. B. fürs Frühstück oder Abendessen schnell eine Mahlzeit parat: Wärmen Sie die Hirse einfach mit etwas Wasser oder Reismisch auf und verfeinern Sie sie mit Kompott, Marmelade, Honig oder Nüssen.

Heidelbeer-Couscous-Pudding

nährt das Leber-Blut und das Yin, senkt das Leber-Yang ab

ZUTATEN

1/2 kg Heidelbeeren
400 ml Apfelsaft
200 ml Wasser
200 g Couscous
1 TL Bourbonvanillepulver
1 Prise Salz
2 EL Mandelmus
3 EL Mandelblättchen
frische Minze nach Belieben

Einige Heidelbeeren für die Garnitur beiseitelegen. Alle restlichen Zutaten außer Mandelmus, Mandelblättchen und Minze in einen Topf geben. Aufkochen und etwa 5 Minuten auf kleiner Hitze köcheln lassen. Dann weitere 15 Minuten auf der ausgeschalteten Herdplatte ziehen lassen.

Mit einer kleinen Schüssel Portionen entnehmen und auf Teller stürzen. Mit frischen Heidelbeeren, je 1 kleinen Löffel Mandelmus sowie Mandel- und einigen Minzeblättchen garnieren.

Varianten

Das Rezept funktioniert auch mit anderen Beeren, lassen Sie Ihrer Fantasie freien Lauf! Statt Apfelsaft können Sie auch Reis- oder Haferdrink nehmen oder aber pures Wasser. Für mehr Süße sorgen mitgekochte Rosinen, diese verstärken außerdem die blutnährende Wirkung. Auch ein kleines Löffelchen Honig kann den Pudding versüßen.

Saftige Kirschen-Quinoa

stärkt das Leber-Blut und nährt allgemein das Yin

ZUTATEN

200 g Quinoa
1/4 TL gemahlener Kardamom
1/2 TL Bourbonvanillepulver
ca. 25 Kirschen
1 TL Butter
2 EL Mandelstifte
125 ml roter Traubensaft
(oder ungesüßter Kirschsaft)

Quinoa in heißem Wasser waschen, dann in 400 ml frisches, heißes Wasser geben und aufkochen. Mit Kardamom und Vanillepulver würzen. Bei geschlossenem Deckel etwa 15 Minuten köcheln lassen.

Inzwischen die Kirschen waschen, entkernen und in Stücke schneiden.

Die Butter in einer Pfanne schmelzen und die Mandelstifte darin bei geringer Temperatur dünsten. Nach etwa 3 Minuten die Kirschen dazugeben und mitdünsten, mit dem rotem Traubensaft kurz aufkochen. Dann den Herd ausschalten und die Mischung 5 Minuten ziehen lassen.

Quinoa mit der Kirschen-Mandel-Mischung anrichten.

Varianten

Statt frischer Kirschen können Sie auch Kirschenkompott nehmen. Achten Sie auf eine gute Qualität und einen niedrigen Zuckergehalt.

Tipp

Falls Ihnen das Gericht zu trocken ist, geben Sie noch extra Traubensaft zu – dieser sorgt nicht nur für mehr Saftigkeit, sondern auch für mehr Süße. Quinoa liefert viel pflanzliches Eiweiß sowie Kalzium und ist ein wichtiges Getreide für alle Vegetarier und Veganer.

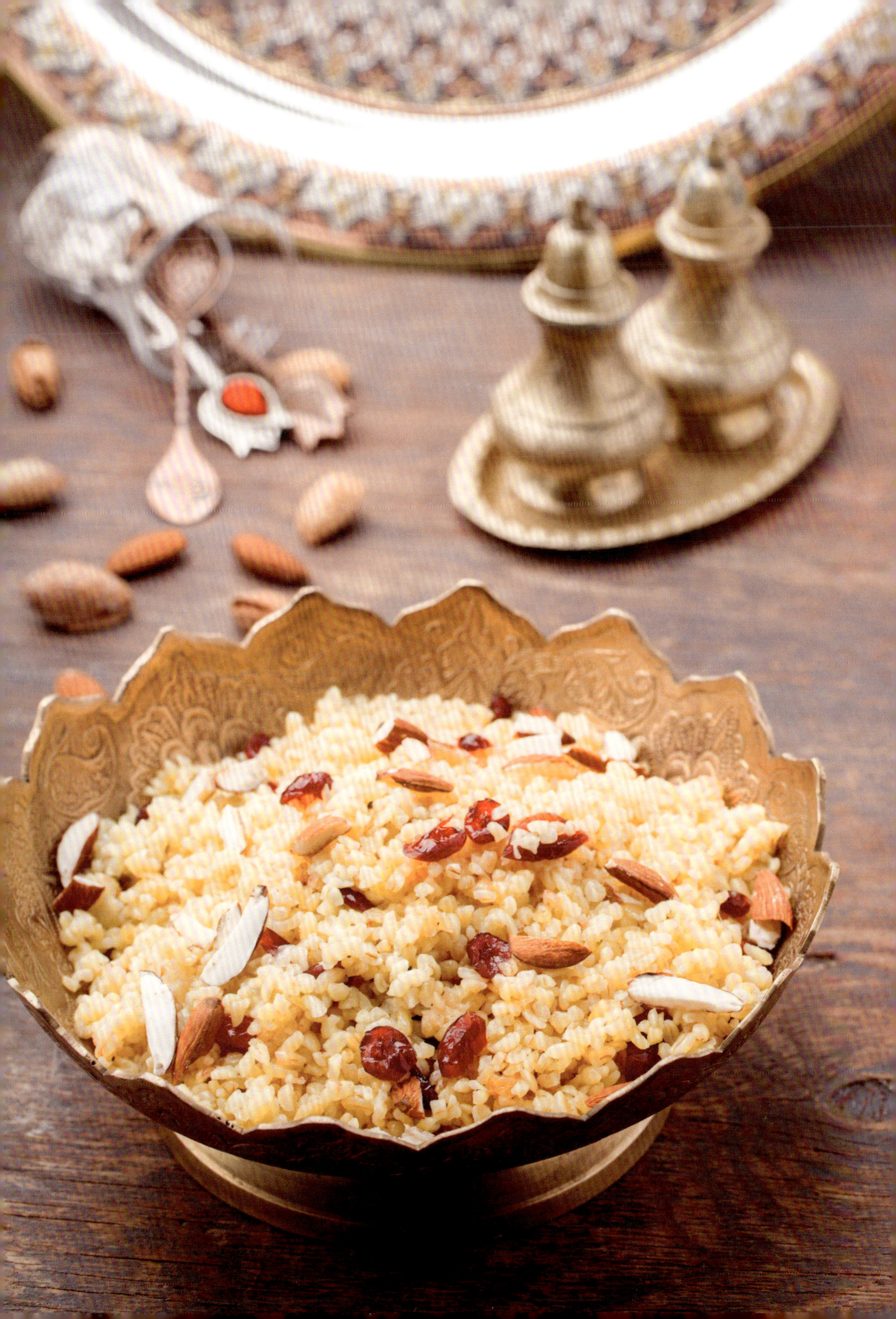

Tomaten-Zucchini-Eierspeise

…⁝ nährt das Leber-Blut und das Leber-Yin, kühlt Leber-Hitze, Basilikum bewegt das Qi

ZUTATEN

1 kleine Zucchini
3 große Tomaten
1 EL Olivenöl
1 TL Kräuter der Provence
1/4 TL gemahlene Koriandersamen
6 Eier
Salz
frisches Basilikum nach Belieben

Zucchini waschen und in dünne Scheiben schneiden. Tomaten waschen und klein schneiden. Gemüse im Olivenöl bei mittlerer Temperatur andünsten. Mit Kräutern der Provence, Koriandersamen und Salz würzen.

Eier in einem großen Glas verquirlen, salzen und zum Gemüse geben. Eier mit dem Gemüse stocken lassen.

Mit frischem Basilikum bestreuen und servieren.

Dazu passt ein Butterbrot.

Varianten

Kresse oder frische Minze statt des Basilikums bewegen ebenfalls das Qi und erleichtern die Verdauung. Statt der Eierspeise ist auch ein weiches Ei oder ein Spiegelei mit Gemüse ein gutes Frühstück. Da Eier sehr nährend und damit auch befeuchtend sind, sollten Sie sie nicht täglich essen, vor allem nicht bei Leber-Hitze und feuchter Hitze (Gemüse macht Eier bekömmlicher und kühlt Hitze). Als Faustregel einer leberfreundlichen Ernährung gilt: Nicht mehr als 4–6 Eier pro Woche essen.

Tipp

Kaufen Sie Ihr Brot in Bio-Qualität, damit es nicht zu viel Salz und chemische Zutaten enthält (Sie können den Bäcker oder die Verkäuferin im Supermarkt immer nach den Zutaten fragen). Essen Sie lieber leicht abgelegenes, trockeneres Brot statt frisches bzw. toasten Sie das Gebäck kurz. Frisches, „feuchtes“ Brot ist laut TCM am wenigsten bekömmlich, es erzeugt leicht pathogene Feuchtigkeit im Körper.

Kräuterpolenta mit Kidneybohnen-Tomaten-Salat

kühlt Leber-Hitze, nährt das Leber-Blut und das Yin

ZUTATEN

200 g Polenta
1/4 TL gemahlene Koriandersamen
1 TL Kräuter der Provence
1/4 TL gemahlene Bockshornkleesamen
Salz
frische Kräuter nach Saison und Geschmack, klein geschnitten
3 große Tomaten
200 g gekochte Kidneybohnen (aus der Dose)
2–3 EL Olivenöl
Saft von 1/4 Zitrone

Polenta in 400 ml kochendes Wasser einrühren, mit Koriandersamen, Kräutern der Provence und Bockshornkleesamen würzen, salzen. Einen Teil der frischen Saisonkräuter in die Polenta rühren (z. B. Petersilie, Dill, Thymian).

Polenta 5 Minuten bei hoher Temperatur und unter ständigem Rühren kochen. Dann den Herd ausschalten und die Polenta bei geschlossenem Deckel 5 Minuten ziehen lassen.

Tomaten waschen und klein schneiden. Kidneybohnen in einem Sieb gut waschen und mit den Tomaten mischen. Restliche Kräuter nach Geschmack unter die Mischung geben. Salzen, mit Olivenöl und Zitronensaft anrichten und zur Polenta servieren.

Varianten

Bei schwacher Verdauung die Tomaten kurz in einer Pfanne anbraten. Gut schmecken statt der Tomaten auch Paprika.

Tipp

Wenn es ganz schnell gehen soll, nehmen Sie Schnellkoch-Polenta aus dem Bioladen – sie ist in 3 Minuten fertig. Bockshornkleesamen sind ein intensives Gewürz, das für einen zwiebelähnlichen Geschmack sorgt und häufig in Currymischungen zu finden ist. Es vertreibt innere Kälte und regt die Libido an. Verwenden Sie es nur sehr sparsam bei Leber-Hitze oder hochschießendem Yang.

Avocado-Cashew-Reis

nährt das Leber-Yin und beruhigt inneren Wind, kühlt Hitze

ZUTATEN

200 g Basmatireis
1/4 TL gemahlene Koriandersamen
1/4 TL gemahlene Kurkuma
1/4 TL gemahlener Kardamom
Salz
1 TL Butter
1–2 Avocados
1–2 EL Olivenöl
1 TL Kräuter der Provence
Saft von 1/4 Zitrone
4 EL Cashewkerne

Basmatireis in kaltem Wasser waschen, in 400 ml frischem Wasser aufkochen. Mit Koriandersamen, Kurkuma und Kardamom würzen, ca. 15 Minuten bei niedriger Temperatur weich kochen. Salzen, Butter untermengen.

Avocados halbieren, Kerne herauslösen, Fruchtfleisch mit einem kleinen Löffel ausstechen. Avocadostücke in einer Schüssel mit Olivenöl, Kräutern der Provence und Zitronensaft vermischen und mit Salz würzen.

Reis mit Avocados und Cashewkernen anrichten.

Varianten

Wenn Sie etwas Feta bzw. Schafskäse dazugeben, wird das Gericht sättigender. Sie können auch frische Kräuter nach Geschmack daruntermischen.

Tipp

Avocados müssen beim Kauf etwas weich sein, sodass sie mit dem Finger leicht eingedrückt werden können. Allerdings sollten sie nicht zu weich sein und innen keine braunen Stellen haben. Diese Mahlzeit lässt sich perfekt mit übrig gebliebenem Reis vom Vortag zubereiten, Ihr Frühstück oder Abendessen ist dann in 5 Minuten fertig. Sie können den Avocado-Cashew-Reis auch gut in die Arbeit mitnehmen und bei Zimmertemperatur essen.

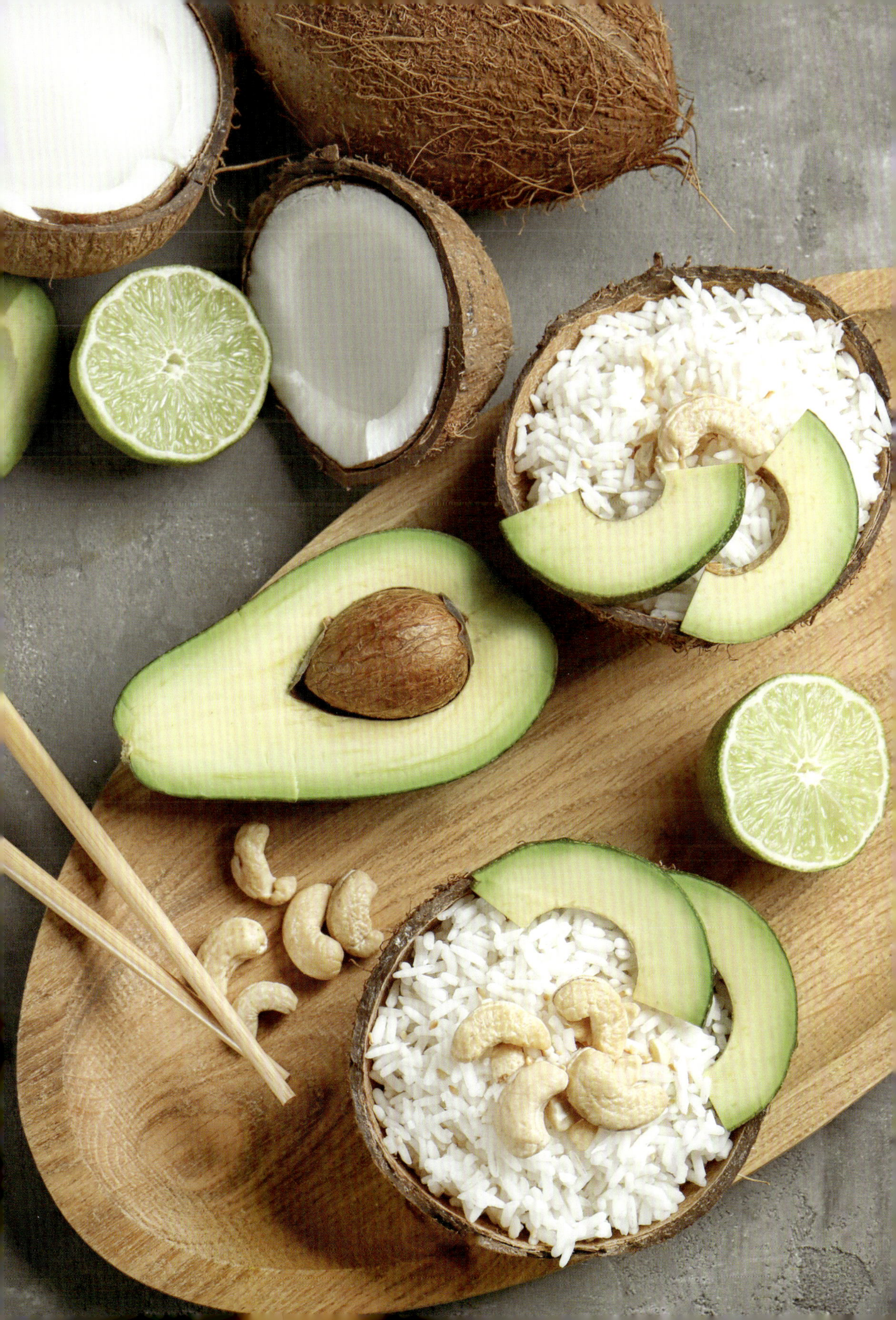

Tomaten-Couscous mit Oliven

kühlt Leber-Hitze, nährt das Leber-Yin, Oliven regen den Gallenfluss an

ZUTATEN

250 g Couscous
1/4 TL gemahlene Koriandersamen
Salz
8–10 kleine Tomaten
1 EL Olivenöl
1 TL Kräuter der Provence
2 EL Oliven, klein geschnitten
frische Kräuter nach Belieben, klein geschnitten

500 ml Wasser im Wasserkocher erhitzen. Couscous in eine Schüssel geben und mit Koriandersamen und Salz würzen. Mit dem heißen Wasser übergießen und etwa 6 Minuten ziehen lassen.

Inzwischen Tomaten waschen und vierteln, in einer Pfanne mit Olivenöl 5 Minuten anbraten, mit Kräutern der Provence und Salz würzen.

Couscous in die Pfanne zu den Tomaten geben und alles gut durchmischen.

Mit Oliven und frischen Kräutern nach Belieben anrichten.

Varianten

Ein paar Stücke Feta geben noch mehr Geschmack und machen satt. Auch getrocknete Tomaten sorgen für mehr Geschmack.

Tipp

Couscous ist einfach das Beste für ein schnelles Essen. Es funktioniert sogar im Büro: Dosentomaten können Sie z. B. mit dem Couscous im heißen Wasser ziehen lassen. So haben Sie eine gekochte Mahlzeit ohne zu kochen! Auch die süße Variante lässt sich schnell zubereiten: Ein paar Apfelstücke und Rosinen mitziehen lassen, fertig. Aber Achtung bei Durchfallneigung: Couscous kann die Symptome verschlimmern.

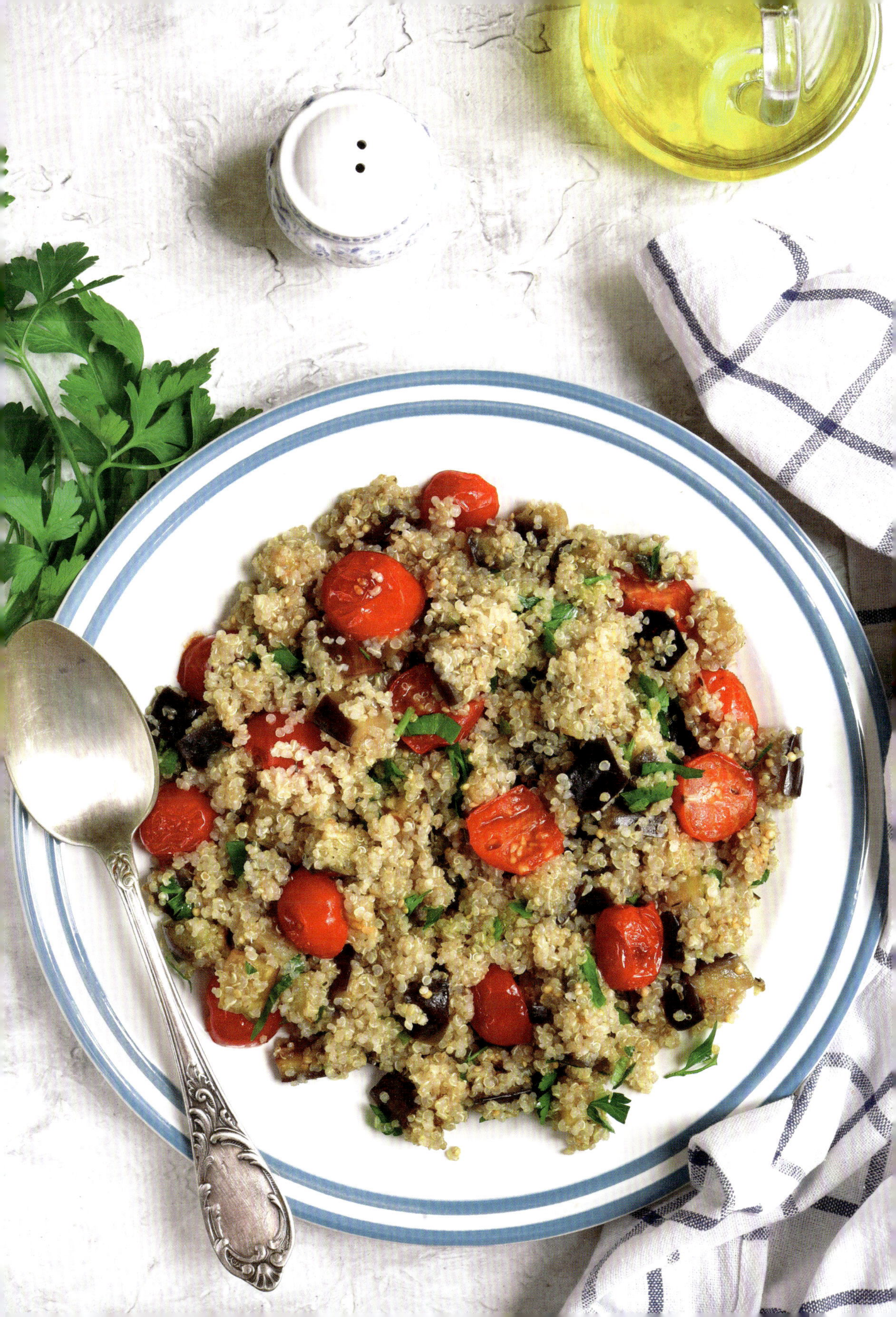

Rote-Linsen-Suppe

nährt das Leber-Blut und das Yin

ZUTATEN

200 g rote Linsen
1/2 TL gemahlene Kurkuma
1/2 TL gemahlener Kreuzkümmel
1/2 TL gemahlene Koriandersamen
2 getrocknete Aprikosen (getrocknete Marillen), klein geschnitten
Salz
100 ml Schlagsahne (Schlagobers)
Saft von 1/4 Zitrone

Rote Linsen in kaltem Wasser waschen, bis sie nicht mehr schäumen. Mit 400 ml frischem, kaltem Wasser aufkochen (je weniger Wasser, desto dickflüssiger wird die Suppe).

Kurkuma, Kreuzkümmel und Koriandersamen zugeben, dann die Trockenaprikosen.
15–20 Minuten sanft köcheln lassen, am Ende der Kochzeit gut salzen.

Schlagsahne zugeben und alles mit dem Stabmixer fein pürieren.

Mit Zitronensaft abschmecken und servieren.

Varianten

Für eine besonders kühlende Wirkung können Sie Tomaten mitkochen (frisch oder aus der Dose). Die Beigabe von Kokosmilch sorgt für einen Extra-Geschmack. Kresse oder andere frische Kräuter bringen das Qi in Bewegung.

Tipp

Für Veganer sind Hülsenfrüchte eine wichtige Eiweißquelle. Rote und gelbe Linsen werden am schnellsten weich und sind am bekömmlichsten. Einweich- und Kochzeit sowie Bekömmlichkeit hängen aber auch von der Größe ab. Essen Sie keine Hülsenfrüchte, wenn Sie unter Blähungen leiden. Bekömmlicher werden Linsen & Co durch das Mitkochen von Algen (1 TL reicht, man kann sie auch mitessen) sowie durch Gewürze wie Kreuzkümmel, Koriandersamen und Kardamom. Falls Sie Probleme mit der Verdauung von Hülsenfrüchten haben, gewöhnen Sie sich langsam daran. Kochen Sie anfangs sehr kleine Mengen mit, z. B. 2 TL Linsen im Reis oder in der Suppe.

Selleriecremesuppe

…: **kühlt Leber-Hitze, senkt hochschießendes Leber-Yang ab, bewegt das Qi**

ZUTATEN

1 kleine Sellerieknolle
3 mittelgroße Kartoffeln
2–3 Stangen Staudensellerie
2 TL frisches oder getrocknetes Liebstöckel
1/2 TL gemahlener Kümmel
Salz
100 ml Schlagsahne (Schlagobers)
2 EL Kresse
1 EL Parmesan, gerieben

Sellerieknolle und Kartoffeln schälen und klein schneiden. Staudensellerie waschen, Enden eventuell schälen (holzige Stellen entfernen), klein schneiden.

Alles in einen Topf geben, mit etwa 800 ml Wasser großzügig bedecken und aufkochen. Liebstöckel, Kümmel und Salz zugeben. 15–20 Minuten kochen, bis alles weich ist.

2/3 der Schlagsahne zugeben. Suppe mit einem Stabmixer pürieren, restliche Schlagsahne steif schlagen.

Suppe mit je 1 Tupfer Schlagsahne, Kresse und Parmesan garnieren.

Varianten

Sie können dieses Rezept mit vielen anderen Gemüsesorten nachkochen. Schnell lässt es sich z. B. mit Brokkoli und Zucchini zubereiten. Brokkoli baut Leber-Blut auf und kühlt Leber-Hitze, Zucchini wirkt kühlend und hilft bei Blut-Hitze (typisch für Blut-Hitze: Hautunreinheiten, Ausschläge, Juckreiz, Ekzeme). Kartoffeln sind eine gute Basis und machen die Suppe cremiger. Sie sind neutral und stärken den Magen.

Tipp

Liebstöckel ist das Maggi-Gewürz und ein guter Ersatz für Suppenwürfel. Letztere enthalten meistens Glutamat oder Hefeextrakt (nur ein anderer Name für Geschmacksverstärker) sowie häufig Zucker. Verwenden Sie deshalb lieber Gewürze.

Pastinakencremesuppe

nährt das Leber-Blut, gut für die Gallenblase und bei Gallensteinen

ZUTATEN

5 Pastinaken
1 Kartoffel
1 TL getrocknetes Liebstöckel
1/2 TL gemahlene Koriandersamen
1/2 TL gemahlener Kreuzkümmel
2 TL Tomatenmark
125 ml Getreide-Kokos-Milch (z. B. Reis-Kokos-Milch)
Salz
frische Kräuter der Saison, klein geschnitten
Saft von 1/4 Zitrone

Pastinaken waschen und bei Bedarf klein schneiden, eventuell erdige Stellen schälen. Die Kartoffel ebenfalls schälen und klein schneiden.

Pastinaken- und Kartoffelstücke in einen großen Topf geben, gerade eben mit etwa 700 ml Wasser bedecken und mit Liebstöckel, Koriandersamen und Kreuzkümmel aufkochen. Tomatenmark dazugeben.

Nach dem Aufkochen die Getreide-Kokos-Milch dazugeben. Alles 15–20 Minuten weich kochen lassen, gut salzen, pürieren.

Mit frischen Saisonkräutern nach Geschmack und etwas Zitronensaft anrichten.

Varianten

Schneiden Sie ein paar Oliven klein und geben Sie sie zur die Suppe. So regen Sie zusätzlich die Gallenblase an. Bei einer guten Verdauung können Sie statt Getreide-Kokos-Milch auch pure Kokosmilch (aus der Dose) nehmen. Durch ihren hohen Fettgehalt ist sie aber bei feuchter Hitze nur eingeschränkt empfehlenswert.

Tipp

Verwenden Sie am besten unraffiniertes Salz. Es ist bekömmlicher als konventionelles Salz und enthält auch keine Trenn- oder Rieselhilfen (das sind chemische Stoffe). Meersalz ist übrigens meistens ebenfalls raffiniert. Das Wort „unraffiniert“ muss dezidiert auf der Packung stehen.

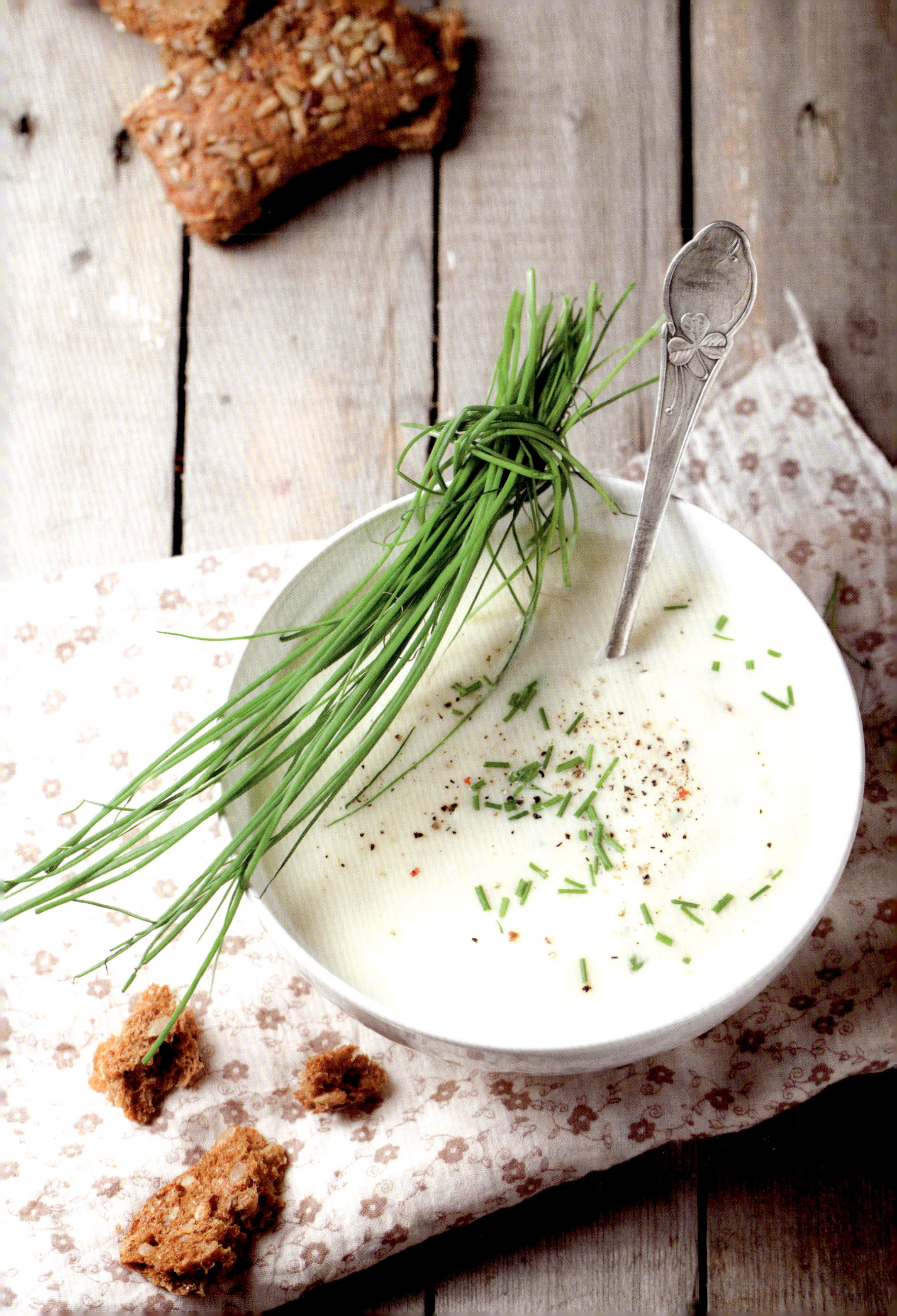

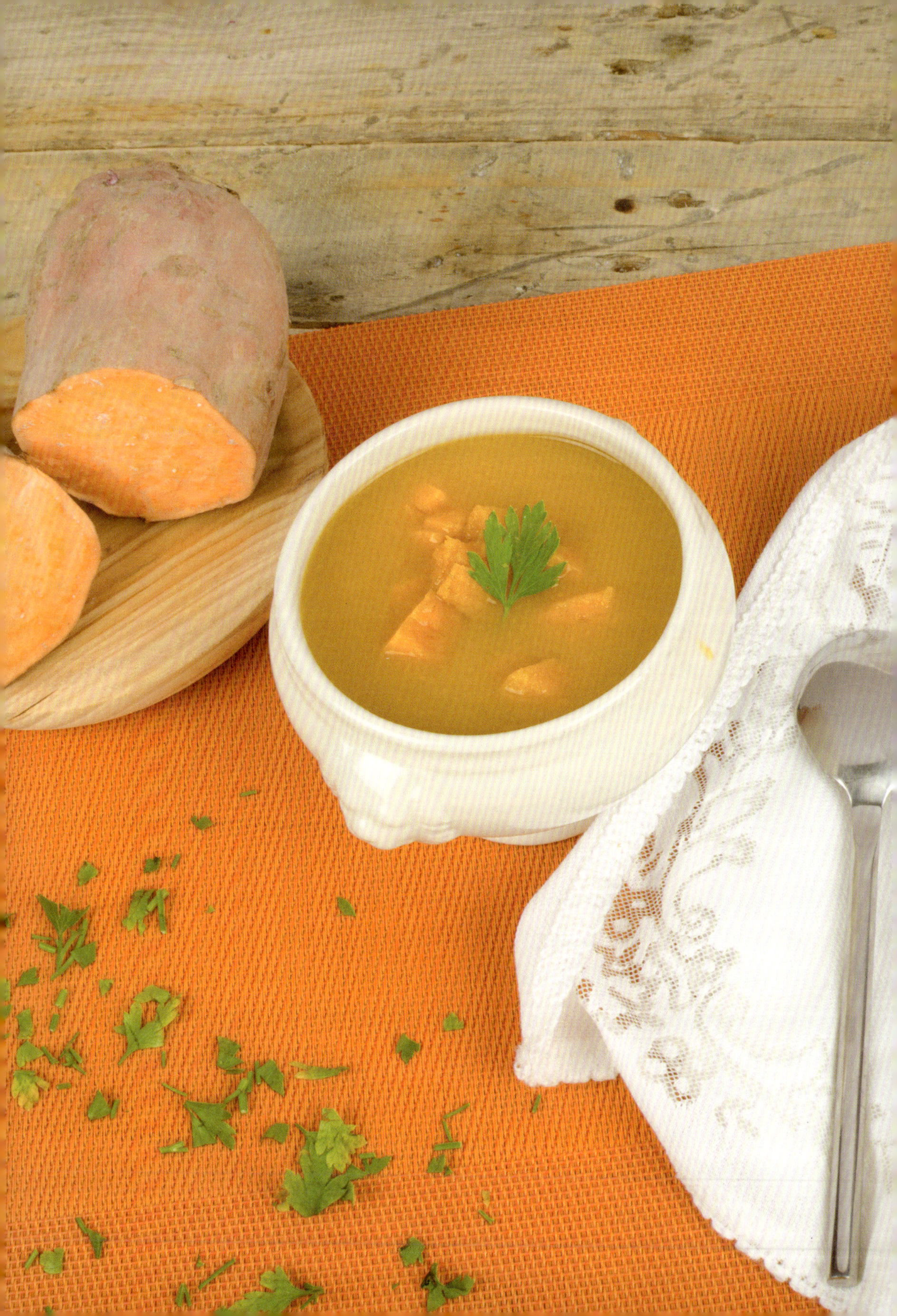

Süßkartoffel-Karotten-Suppe

nährt das Leber-Blut

ZUTATEN

2 Süßkartoffeln
3 große Karotten
1 TL gemahlene Koriandersamen
1 TL gemahlener Kreuzkümmel
1/2 TL gemahlene Bockshornkleesamen
200 ml Kokosmilch
Salz

Süßkartoffeln schälen, z. B. mit einem Sparschäler, und in kleinere Stücke schneiden. Karotten waschen und in Stücke schneiden.

Beides in einem großen Topf mit etwa 700 ml Wasser bedecken und aufkochen lassen. Mit Koriandersamen, Kreuzkümmel und Bockshornkleesamen würzen.

Nach 10 Minuten Kochzeit mit der Kokosmilch aufgießen und bei geschlossenem Deckel weitere 10 Minuten weich dünsten.

Suppe salzen und mit einem Stabmixer fein pürieren.

Varianten

Bockshornkleesamen sind im Bioladen erhältlich, sie sorgen für einen sehr intensiven Geschmack, ähnlich dem der Zwiebel. Man kann sie einfach weglassen oder an ihrer Stelle ein Stück Frühlingszwiebel bzw. Schalotte mitkochen. Diese wirken allerdings stark erwärmend – verwenden Sie Zwiebel & Co bei innerer Hitze also nur in kleinen Mengen und nicht täglich.

Tipp

Bei feuchter Hitze oder Fettunverträglichkeit verwenden Sie statt der Kokosmilch eine Getreide-Kokos-Milch (z. B. Reisdrink mit Kokosgeschmack).
Als Topping passen zu jeder Suppe frische, klein geschnittene Kräuter sowie trocken angeröstete Nüsse und Kerne, z. B. Cashew- oder Kürbiskerne: Diese einfach 3 Minuten in der beschichteten Pfanne bei hoher Temperatur anrösten (Achtung, sie brennen schnell an!).

Kohlrabicremesuppe

bewegt das Leber-Qi und senkt hochschießendes Yang ab, leitet Feuchtigkeit aus

ZUTATEN

1 Kohlrabi
1 große mehlige Kartoffel
1/4 Sellerieknolle
1/2 TL gemahlene Koriandersamen
1/2 TL gemahlener Kreuzkümmel
1/2 TL getrockneter Thymian
Salz
100 ml Schlagsahne (Schlagobers)
frische Petersilie nach Geschmack, klein geschnitten
3 EL Kürbiskerne

Kohlrabi, Kartoffel und Sellerieknolle schälen und klein schneiden. Alles in einen größeren Topf geben und mit etwa 800 ml Wasser aufgießen (je weniger Wasser, desto cremiger bzw. dickflüssiger wird die Suppe). Mit Koriandersamen und Kreuzkümmel, getrocknetem Thymian und Salz würzen. Aufkochen und etwa 15 Minuten kochen lassen.

Dann mit 1 Schuss Schlagsahne pürieren, eventuell nachsalzen.

Mit Petersilie oder anderen frischen Kräutern sowie Kürbiskernen anrichten.

Varianten

Für einen exotischeren Geschmack geben Sie 150 ml Kokosmilch statt der Sahne dazu – und mehr vom intensiv schmeckenden Kreuzkümmel. Mit weniger Wasser wird ein köstliches Püree aus der Suppe, Sie können es z. B. zu Getreidelaibchen, Ofenkartoffeln oder Reis essen.

Tipp

Kohlrabi hält sich mehrere Tage im Gemüsefach des Kühlschranks – wie Kohlgemüse, Kürbis und Wurzelgemüse ist er sehr gut haltbar. Schneiden Sie das holzige Ende großzügig weg.

Schnelle Erbsensuppe

bewegt das Leber-Qi

ZUTATEN

2–3 cm Frühlingszwiebel (grüne Teile)
600 g Tiefkühl-Erbsen
Salz
4 EL frische Minze, klein gehackt
3 EL saure Sahne (Sauerrahm)

Frühlingszwiebel waschen und klein schneiden.

Mit den Erbsen in einen großen Topf geben und in etwa 700 ml Wasser ca. 10 Minuten weich kochen. Salzen.

Mit frischer Minze und je 1 Klecks saurer Sahne anrichten.

Tipp

Erbsen sind das einzige Gemüse, das ich regelmäßig tiefgekühlt kaufe. Frische Erbsen wären sicher wertvoller, sind aber selten zu bekommen. Durch Tiefkühlen werden Nahrungsmittel laut TCM kühlender und liefern weniger Qi („Lebensenergie") als frische Nahrungsmittel. Wenn Sie tiefgekühltes Gemüse kaufen, achten Sie immer darauf, dass keine fertigen Gewürzmischungen dabei sind. Am besten ist es außerdem, wenn nur eine Gemüsesorte eingefroren wurde. Betrachten Sie Tiefkühlkost als Ausnahme und versuchen Sie, so oft es geht, mit frischen Nahrungsmitteln zu kochen. Frische Kräuter zur Erbsensuppe machen diese nährstoffreicher und fördern die Qi-bewegende Wirkung.

Spinatsuppe

nährt das Leber-Blut und das Leber-Yin, kühlt Hitze, befeuchtet den Darm (gut bei Verstopfung mit hartem Stuhl)

ZUTATEN

1–2 Kartoffeln
1/2 kg frischer Spinat
1/2 Bund Petersilie, klein geschnitten
2 EL Sonnenblumenkerne
Salz
2 EL Sesamöl
1 EL Sojasauce (Tamari oder Shoyu)

Die Kartoffeln schälen und in kleine Stücke schneiden. In einem großen Topf mit etwa 800 ml Wasser aufkochen und dann köcheln lassen.

Nach etwa 10 Minuten den gewaschenen und eventuell zerkleinerten Spinat sowie die Petersilie zugeben. Weitere 5 Minuten köcheln lassen.

Sonnenblumenkerne in einer beschichteten Pfanne ohne Fett kurz anrösten.

Die Suppe salzen und portionsweise anrichten. Mit Sesamöl, Sojasauce und Sonnenblumenkernen nach Geschmack verfeinern.

Varianten

Pürieren Sie die Suppe, wenn Sie lieber Cremesuppen essen. Sie können auch etwas Schlagsahne oder saure Sahne dazugeben und statt des Sesamöls Olivenöl verwenden.

Tipp

Spinat ist oft mit Pestiziden behandelt. Achten Sie deshalb auf Bio-Qualität. Tiefkühl-Spinat hat nicht dieselbe Wirkung wie frischer Spinat, verwenden Sie ihn nur als Ausnahme. Spinat wird oft mit Knoblauch oder Muskat kombiniert, beide wirken erhitzend. Da die Leber unter zu viel Hitze leidet, lassen Sie diese Gewürze lieber weg. Das gilt besonders dann, wenn Sie zu Leber-Yin-Mangel, Leber-Hitze oder hochschießendem Leber-Yang neigen (z. B. zu Kopfweh, Bindehautentzündungen, Hitzewallungen, roten Augen).

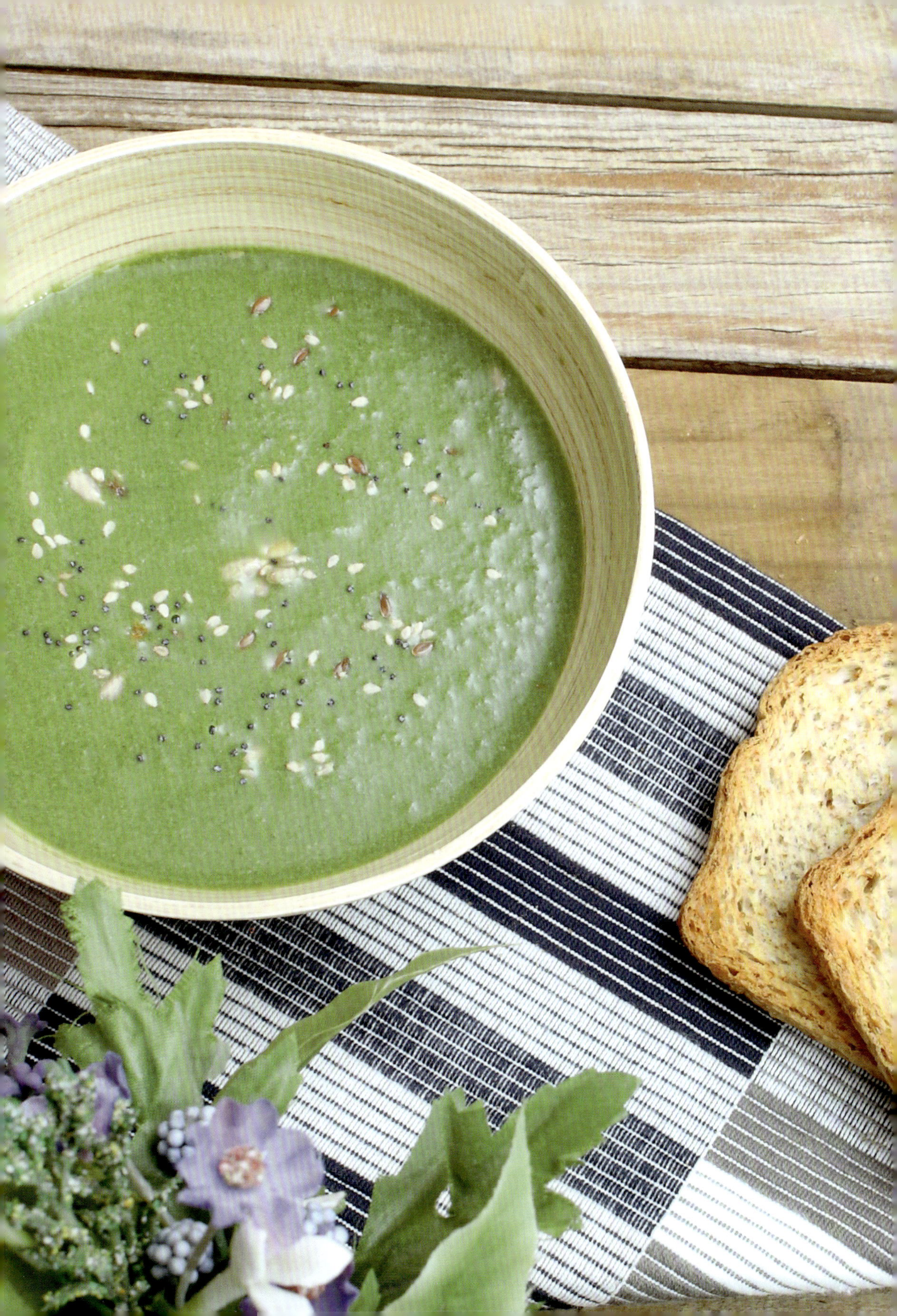

Rote-Bete-Suppe

nährt das Leber-Blut, bewegt das Leber-Qi, leitet feuchte Hitze aus

ZUTATEN

1 mittelgroße Rote Bete (Rote Rübe)
2 mittelgroße Karotten
1/2 TL gemahlene Koriandersamen
1/2 TL gemahlener Kreuzkümmel
1/4 TL gemahlene Kurkuma
Salz
80 ml Schlagsahne (Schlagobers)

Rote Bete mit Handschuhen schälen (z. B. mit einem Sparschäler) und klein schneiden. Karotten ebenfalls klein schneiden.

Gemüse in einen Topf geben und mit etwa 800 ml Wasser gut bedecken (je weniger Wasser, desto cremiger wird die Suppe).

Mit Koriandersamen, Kreuzkümmel und Kurkuma würzen, gut salzen.

Etwa 35 Minuten bei geschlossenem Deckel weich kochen, dann mit dem Stabmixer fein pürieren.

Mit etwas Schlagsahne anrichten.

Varianten

Kochen Sie die Suppe mit weniger Flüssigkeit und machen Sie einen Dip oder Aufstrich daraus. Mischen Sie vor dem Pürieren etwas Feta oder Ziegenfrischkäse dazu und stellen Sie den Dip dann kalt.

Tipp

Kochen Sie mehr von dieser Suppe und nehmen Sie sie am nächsten Tag zur Arbeit mit (z. B. in einer Thermoskanne). Etwas dicker eingekocht passt sie auch gut als Sauce zu Reis oder Gemüse.

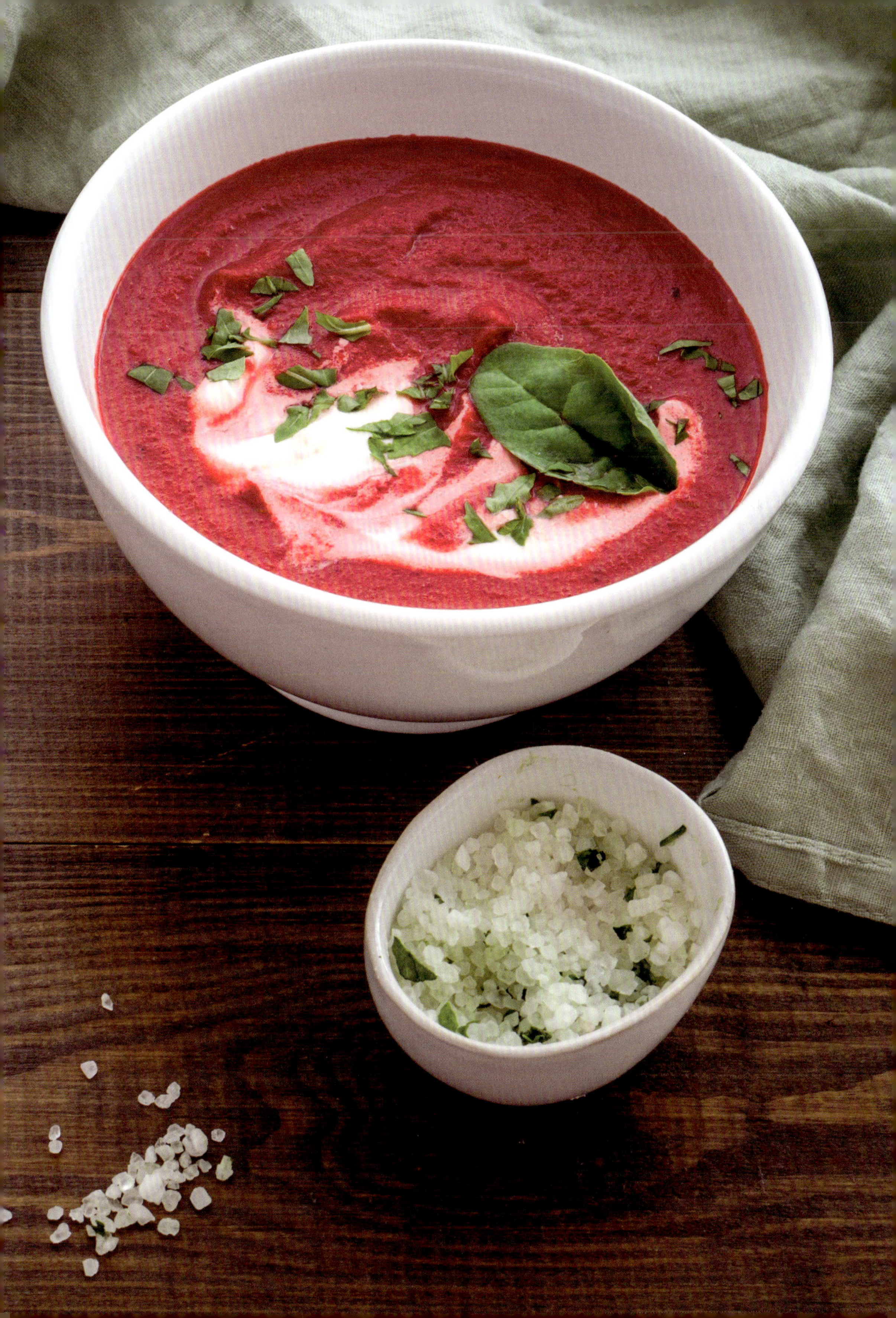

Schnelle Misosuppe

···> kühlt Leber-Hitze, leitet feuchte Hitze aus und bewegt das Qi

ZUTATEN

2 Karotten, klein geschnitten
1/2 Frühlingszwiebel
200 g Tofu natur
4 EL Misopaste
2 EL Sojasauce (Tamari oder Shoyu)
2 EL geröstetes Sesamöl

1 l Wasser zum Kochen bringen, die Karotten darin ca. 7 Minuten kochen.

Die Frühlingszwiebel in breitere Ringe, den Tofu in Würfel schneiden. Beides am Ende der Kochzeit zu den Karotten geben.

Suppe von der Kochplatte nehmen, die Misopaste einrühren (darf nicht mehr kochen). Mit Sojasauce und geröstetem Sesamöl abschmecken.

Varianten

Sie können statt der Frühlingszwiebel auch Lauch (Porree) nehmen und 1 TL Algen mitkochen. Zucchinistücke können die Karotten ersetzen. Sie werden schneller weich, was die Kochzeit verkürzt.

Tipp

Miso ist stark kühlend, leitet Feuchtigkeit aus und entgiftet, etwa nach zu viel Alkohol oder Nikotin. Die frische Paste ist wertvoller als das fertige Pulver. Das Pulver eignet sich für eine schnelle Suppe am Arbeitsplatz: Einfach den vorgeschnittenen Tofu und das klein geschnittene Gemüse in Behältern mitnehmen und ein paar Minuten ziehen lassen.

Reis-Radieschen-Salat

bewegt das Leber-Qi, kühlt und leitet feuchte Hitze aus

ZUTATEN

200 g Basmatireis
1/2 TL gemahlene Kurkuma
1/2 TL gemahlene Koriandersamen
Salz
5–6 Radieschen
3–4 Tomaten
1 Stange Staudensellerie
frisches Basilikum nach Geschmack
4 EL Mungbohnen- oder Sojasprossen
3 EL Olivenöl
1–2 EL unpasteurisierter Apfelessig
1 TL Kräuter der Provence
3 EL Kürbiskerne
1 TL Sojasauce (Tamari oder Shoyu)

Basmatireis kalt waschen und in 400 ml frischem kaltem Wasser aufkochen. Mit Kurkuma und Koriandersamen würzen. Etwa 20 Minuten weich köcheln, dann salzen.

Radieschen, Tomaten und Staudensellerie waschen und in kleine Stücke schneiden (Sellerieenden abschneiden und Fäden abziehen). Basilikum und Sprossen waschen und in Stücke schneiden.

Aus Olivenöl, Apfelessig und Salz eine Marinade zubereiten. Kräuter der Provence zugeben. Die Kürbiskerne in einer unbeschichteten Pfanne kurz bei hoher Temperatur anrösten, von der heißen Platte nehmen und mit der Sojasauce ablöschen.

Den Reis mit dem Gemüse mischen und mit der Marinade und den Kernen anrichten.

Varianten

Braten Sie das Gemüse wenige Minuten in Olivenöl an, wenn Sie zu Verdauungsbeschwerden neigen. So wird es bekömmlicher und wirkt trotzdem noch kühlend und das Qi bewegend (wenn auch weniger als in der rohen Variante).
Für eine größere Sättigungswirkung können Sie etwas Feta oder Fisch dazugeben, z. B. Sardinen. Und wenn Sie einige Rosinen beifügen (diese stärken das Leber-Blut und bewegen es sanft), sorgen Sie für ein außergewöhnliches Geschmackserlebnis.

Tipp

Sojasauce kühlt und entgiftet – allerdings nur die echte, fermentierte Sojasauce (Tamari, Shoyu). Meiden Sie die konventionelle Sojasauce, sie ist reine Chemie. In den meisten Asia-Restaurants gibt es leider auch nur diese wertlose Variante.

Feldsalat mit Kartoffeln und Spargel

nährt das Yin allgemein

ZUTATEN

6 mittelgroße Kartoffeln
200 g Champignons
700 g grüner Spargel
2 EL Olivenöl
2 TL Kräuter der Provence
Salz
150 g Feldsalat (Vogerlsalat)
2 EL Kürbiskernöl
Saft von 1/4 Zitrone

Die Kartoffeln bissfest kochen, schälen und in Scheiben schneiden. Champignons putzen bzw. waschen und halbieren oder vierteln.

Grünen Spargel waschen und in etwa 3 cm lange Stücke schneiden (Enden eventuell schälen).

Spargel und Champignons mit Olivenöl und Kräutern der Provence etwa 10 Minuten anbraten, salzen.

Feldsalat gut waschen und mit Kartoffeln, Champignons und Spargel anrichten.

Mit Kürbiskernöl und etwas Zitronensaft würzen, bei Bedarf nachsalzen.

Varianten

Feldsalat schmeckt mild und stärkt besonders das Leber- und Herz-Blut. Sie können stattdessen auch bittere Salatvarianten verwenden, wie Chicorée, Endivien oder Radicchio. Diese leiten zusätzlich Feuchtigkeit aus und kühlen Leber-Hitze. Chicorée ist gut bei Gallenflussstau und bei Gallensteinen.
Verwenden Sie statt Olivenöl auch einmal Sesamöl, damit können Sie einen neuen Geschmack kreieren. Sesamöl stärkt das Leber- und Nieren-Yin (gut für Knochen, Gehirn, Haare, Zähne und in den Wechseljahren). Geröstetes Sesamöl ist wärmend.

Tipp

Champignons und andere Pilze leiten Feuchtigkeit aus und wirken entgiftend. Sie sind in guter Qualität das ganze Jahr erhältlich und sehr einfach und schnell zuzubereiten. Sie fördern die Bekömmlichkeit von Fleisch und fetten Gerichten. Austernpilze beruhigen bei innerem Wind.

Rote Beten auf Rucola

nährt das Leber-Blut, bewegt das Leber-Qi, leitet feuchte Hitze aus

ZUTATEN

4 kleine rote Beten
(Rote Rüben)
3 große Karotten
3 EL Olivenöl
1 TL gemahlene Koriander-
samen
Salz
125 g Couscous
150 g Rucola
Saft von 1/2 Zitrone
4 EL Kürbiskerne

Rote Beten gut waschen und bürsten, in Viertel schneiden. Karotten der Länge nach in dickere Stifte schneiden.

Den Backofen auf 170 °C vorheizen. Gemüse in eine ofenfeste Form geben und mit der Hälfte des Olivenöls, Koriandersamen und Salz würzen. Mit Alufolie bedecken und für etwa 1,5 Stunden in den Backofen geben.

300 ml Wasser aufkochen, Couscous damit übergießen und etwa 10 Minuten ziehen lassen. Salzen und mit 1/2 EL Olivenöl mischen.

Rucola gut waschen und auf einem Teller anrichten, mit 1 EL Olivenöl und Zitronensaft würzen, salzen. Gemüse mit dem Couscous auf dem Rucola anrichten, mit Kürbiskernen bestreuen, bei Bedarf mit Zitronensaft nachwürzen.

Varianten

Wenn es schneller gehen soll, schneiden Sie das Gemüse kleiner. Das Aroma wird durch eine lange Garzeit allerdings sehr intensiv und köstlich.
Nehmen Sie im Frühling frischen Löwenzahn dazu, dieser ist eines der wichtigsten Kräuter für Leber und Gallenblase. Er kühlt Leber-Hitze, leitet feuchte Hitze aus und bewegt das Leber-Qi und die Galle.

Tipp

Die Roten Beten färben stark. Wenn Sie sie schälen, ziehen Sie Küchenhandschuhe an. Die Schale können Sie bei diesem Rezept mitessen. Wichtig ist dabei allerdings, kleinere Exemplare zu nehmen und sie sehr gut zu waschen.
Sie können Rote Beten auch mit dieser Kochmethode zubereiten: Als Ganzes im Kochtopf weich kochen (ca. 30–50 Minuten, je nach Größe) und dann schälen (das geht leichter als beim rohen Gemüse).

Schneller Rote-Bete-Salat

nährt das Leber-Blut, bewegt das Leber-Qi, leitet feuchte Hitze aus

ZUTATEN

1/2 kg gekochte, vakuumierte Rote Beten (Rote Rüben)
150 g Feta, in Stücke geschnitten
1TL gemahlener Kümmel
3–4 EL Olivenöl
Saft von 1/2 Zitrone
Salz

Rote Beten in Scheiben schneiden und auf einem Teller auflegen.

Mit den Fetastücken, Kümmel, Olivenöl, Zitronensaft und Salz anrichten.

Varianten

Mit frischen Kräutern und gekochtem Getreide gemischt ergibt der Salat eine vollständige Mahlzeit.

Tipp

Achten Sie bei der gekauften, fertig gekochten Roten Bete auf gute Qualität.

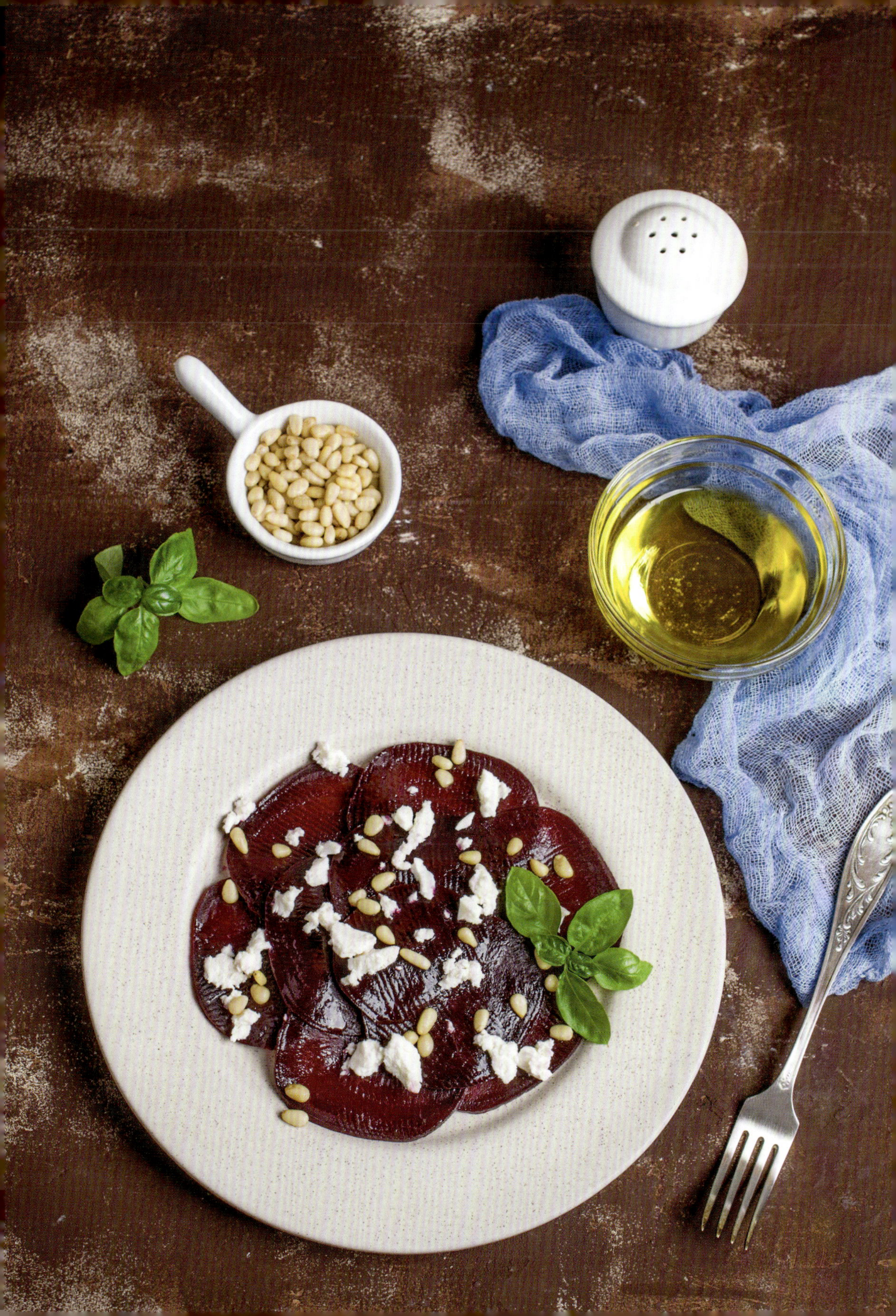

Kichererbsensalat

···› **kühlt Leber-Hitze, stärkt das Leber-Blut und das Leber-Yin , bewegt das Qi**

ZUTATEN

200 g gekochte Kichererbsen (aus der Dose)
200 g kleine Tomaten
3 EL Olivenöl
1 TL Kräuter der Provence
Salz
150 g Feta, gewürfelt
3 EL Walnüsse
100 g Endiviensalat
Saft von 1 Zitrone

Kichererbsen gut abwaschen und abtropfen lassen.

Tomaten waschen und halbieren. Einige Minuten in 2 EL Olivenöl andünsten und mit den Kräutern der Provence und Salz würzen.

Tomaten mit den Kichererbsen, dem Feta und den Walnüssen in einer Schüssel mischen.

Endiviensalat gut waschen und in mundgerechte Stücke schneiden. Unter die Gemüse-Käse-Mischung heben.

Mit 1 EL Olivenöl und Zitronensaft marinieren.

Varianten

Zu diesem Sommersalat passen auch gut Paprika oder Gurke, kurz angedünstet. Statt der Kichererbsen können Sie weiße Bohnen nehmen und für eine blutstärkende Wirkung gedünstete Karotten, Sellerieknolle oder Pastinaken daruntermischen (siehe Coverbild).

Tipp

Tomaten sind stark kühlend und befeuchtend. Durch das kurze Andünsten werden sie etwas wärmender, weniger befeuchtend und damit leichter verdaulich. Meiden Sie rohe Tomaten und rohe Gurken weitgehend, wenn Sie viel innere Feuchtigkeit haben (z. B. Ödeme, nässende Ekzeme).

Bohnen-Avocado-Salat

nährt das Leber-Blut und das Yin, bewegt das Qi

ZUTATEN

200 g gekochte weiße Bohnen (aus der Dose)
2 Avocados
1 Bund Petersilie
1/2 TL gemahlener Kreuzkümmel
1/2 TL gemahlene Koriandersamen
4 EL Olivenöl
Saft von 1/2 Zitrone
Salz
100 g weißer Rettich

Bohnen abgießen und gut in einem Sieb waschen.

Avocados längs halbieren, Kerne entfernen. Das Fruchtfleisch mit einem kleinen Löffel in mundgerechten Stücken herauslösen. Mit den Bohnen in einer Schüssel vermischen.

Petersilie waschen, fein hacken und zum Salat geben.

Aus Gewürzen, Olivenöl, Zitronensaft und Salz eine Marinade zubereiten und über den Salat gießen.

Den Rettich schälen und grob reiben.
Den Salat mit dem Rettich anrichten.

Varianten

Sie können den Salat mit Tomaten, Gurken oder Paprika aufpeppen. Sättigender wird er, wenn Sie ein hartgekochtes Ei oder geräucherten Fisch dazugeben.

Tipp

Rettich ist kühlend, verdauungsanregend und hilft, Feuchtigkeit auszuleiten. Verwenden Sie ihn bei schwer verdaulichen Gerichten wie gebratenem Fleisch oder überbackenen Nudeln als kleine Beilage, um die Bekömmlichkeit zu erhöhen. Auch als Ofengemüse schmeckt er gut, durch das Backen wird er weniger scharf (ca. 30 Minuten bei 180 °C mit Olivenöl backen).

Schwarze-Linsen-Salat

leitet feuchte Hitze aus, kühlt Leber-Hitze, bewegt das Qi und nährt das Blut

ZUTATEN

200 g schwarze Belugalinsen
1 TL Algen
1/2 TL gemahlene Koriandersamen
1/4 TL gemahlene Kurkuma
1/2 TL gemahlener Kreuzkümmel
5 Tomaten
1 große Zucchini
1 EL Olivenöl
1 TL Kräuter der Provence
Salz
1 EL unpasteurisierter Apfelessig
frisches Basilikum nach Geschmack

Die Linsen kalt waschen und mit den Algen (z. B. Wakameflocken), Koriandersamen, Kurkuma und Kreuzkümmel in 400 ml frischem Wasser etwa 30 Minuten weich kochen. Erst am Ende der Kochzeit salzen (sonst werden die Linsen nicht gut weich).

Tomaten und Zucchini waschen und in größere Stücke schneiden. In einer Pfanne mit Olivenöl und Kräutern der Provence sowie Salz anbraten und 10 Minuten weich dünsten.

Die lauwarmen Linsen und das Gemüse mischen, Essig dazugeben, bei Bedarf nachsalzen. Großzügig mit frischen Basilikum bestreuen.

Varianten

Im Winter schmeckt dieser Salat auch mit Karotten und Roten Beten oder Brokkoli und Rosenkohl. Statt der Belugalinsen können Sie rote oder gelbe Linsen nehmen, diese brauchen nur 15 Minuten Kochzeit. Sie zerfallen allerdings leichter als die Belugalinsen, die sich deshalb für Salate sehr gut eignen.
Die Algen können Sie weglassen – beachten Sie jedoch, dass sie viele Mineralien liefern und in der TCM als sehr wertvoll gelten. Erhältlich sind Algen in vielen Sorten im Bioladen.

Tipp

Linsen sind ein guter Eiweißlieferant und Sattmacher und stärken nach TCM die Nieren. Außerdem leiten sie Feuchtigkeit aus, etwa bei Ödemen, Akne oder erhöhtem Cholesterin. Falls Ihnen Linsen, Bohnen und Kichererbsen Blähungen verursachen, versuchen Sie, Ihre Verdauung mit kleinen Mengen an diese Lebensmittel zu gewöhnen. Geben Sie z. B. nur 1–2 TL Linsen zur Suppe oder zum Reis und achten Sie auf die Bekömmlichkeit. Steigern Sie dann langsam die Menge. Blähungen nach Hülsenfrüchten zeigen, dass Sie diese nicht gut verdauen können. Verdauungsfördernde Gewürze wie in diesem Rezept sowie die Zugabe von Algen können die Bekömmlichkeit erhöhen.

Bohnen-Kartoffel-Stampf mit Spinat

nährt das Blut und das Yin, leicht kühlend

ZUTATEN

1 kg Kartoffeln
1/2 kg frischer Spinat
Salz
1/2 TL gemahlener Kümmel
1 TL Butter
200 g gekochte weiße Riesenbohnen (aus der Dose) oder andere Bohnen nach Geschmack
1/2 Bund Petersilie, klein geschnitten
1/2 TL gemahlene Koriandersamen
1/4 TL gemahlene Kurkuma
2 EL Olivenöl

Kartoffeln weich kochen und schälen. 2 Kartoffeln beiseitelegen, die restlichen mit einer Gabel grob zerdrücken.

Spinatblätter gut waschen, eventuell kleiner schneiden. Spinat mit wenig Wasser in einen großen Topf geben, kurz aufkochen und dann auf der ausgeschalteten Herdplatte 3 Minuten ziehen lassen, bis die Blätter zusammenfallen. Salzen und mit dem Kümmel würzen, Butter dazugeben.

Bohnen gut abwaschen und mit einem Kochlöffel andrücken, dann mit dem Kartoffelstampf vermischen. Großzügig Petersilie daruntermischen, mit Koriandersamen und Kurkuma würzen und salzen. Olivenöl daruntermischen.

Den Bohnen-Kartoffel-Stampf in kleine Gläser füllen und auf Teller stürzen. Übrig gebliebene Kartoffeln in Scheiben schneiden. Kartoffelscheiben und Spinat mit dem Stampf anrichten.

Tipp

Gerade Kartoffeln sind sehr „dankbar“, wenn's ums Vorkochen geht. Kochen Sie immer mehr davon als notwendig, so haben Sie am nächsten Tag – beispielsweise mit einem Spiegelei – ein schnelles Essen. Aufbewahren können Sie die gekochten Kartoffeln im Kühlschrank, z. B. in einem Topf mit Deckel.

Ofengemüse mit Joghurtsauce

nährt das Leber-Blut, bewegt das Qi, kühlt Leber-Hitze

ZUTATEN

1 Brokkoli
6 Karotten
1/2 weißer Rettich
2 EL Olivenöl
1 EL getrocknetes Basilikum
1 EL gemahlener Kümmel
Salz
Saft von 1/2 Zitrone
2 EL Parmesan
200 g Naturjoghurt
frische Kräuter nach Geschmack, klein geschnitten

Brokkoli, Karotten und weißen Rettich waschen bzw. schälen und in Stifte oder Scheiben schneiden.

Den Backofen auf 170 °C vorheizen. Ein Backblech mit Backpapier belegen und das Gemüse darauf verteilen, mit dem Olivenöl beträufeln. Mit Basilikum, Kümmel und Salz würzen.

Im Backofen etwa 35 Minuten backen, bis das Gemüse durch ist (zwischendurch schauen, ob es nicht zu dunkel wird).

Das fertige Gemüse mit Zitronensaft würzen und mit Parmesan bestreuen.

Naturjoghurt mit frischen Kräutern nach Geschmack mischen und leicht salzen. Das Gemüse mit dem Joghurtdip servieren.

Varianten

Das Ofengemüse wird zu einer sättigenden Mahlzeit, wenn Sie Kartoffeln und Feta oder Fisch beifügen. Biokartoffeln immer gut waschen und mit der Schale in Scheiben schneiden, konventionelle Kartoffeln zuerst schälen. Feta wird – in Stücke geschnitten – wie die Kartoffeln mitgebacken, geräucherter Fisch (z. B. Forelle) erst nach dem Backen dazugegeben.

Tipp

Joghurt wirkt stark kühlend und ist damit eher schwer verdaulich, vor allem bei innerer Feuchtigkeit (z. B. bei breiigem Stuhl, Blähungen, Ödemen) und Kälte (bei kalten Füße, häufigem Frieren). Durch die Kombination mit dem Ofengemüse wird die kühlende, befeuchtende Wirkung abgemildert und das Joghurt bekömmlicher.

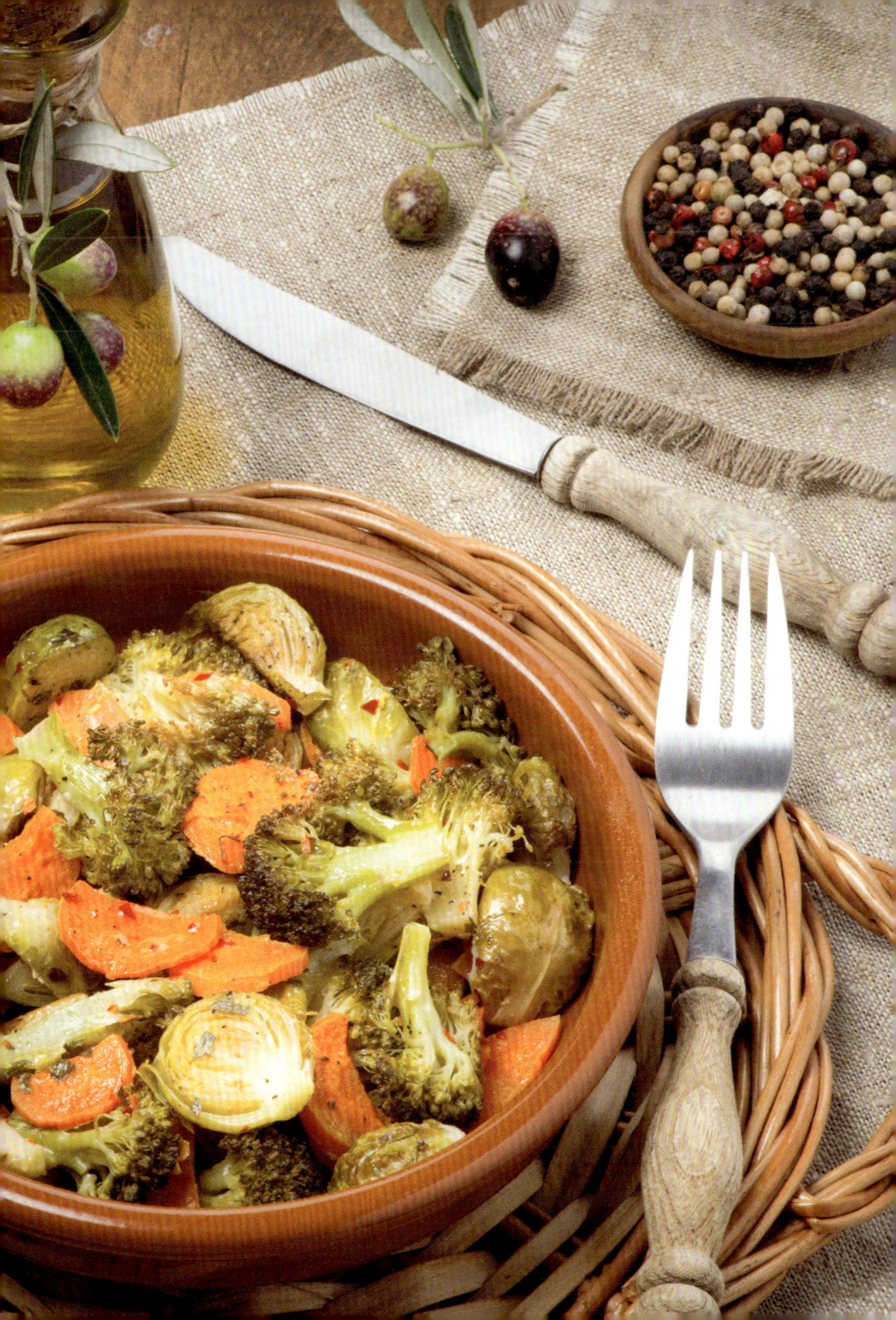

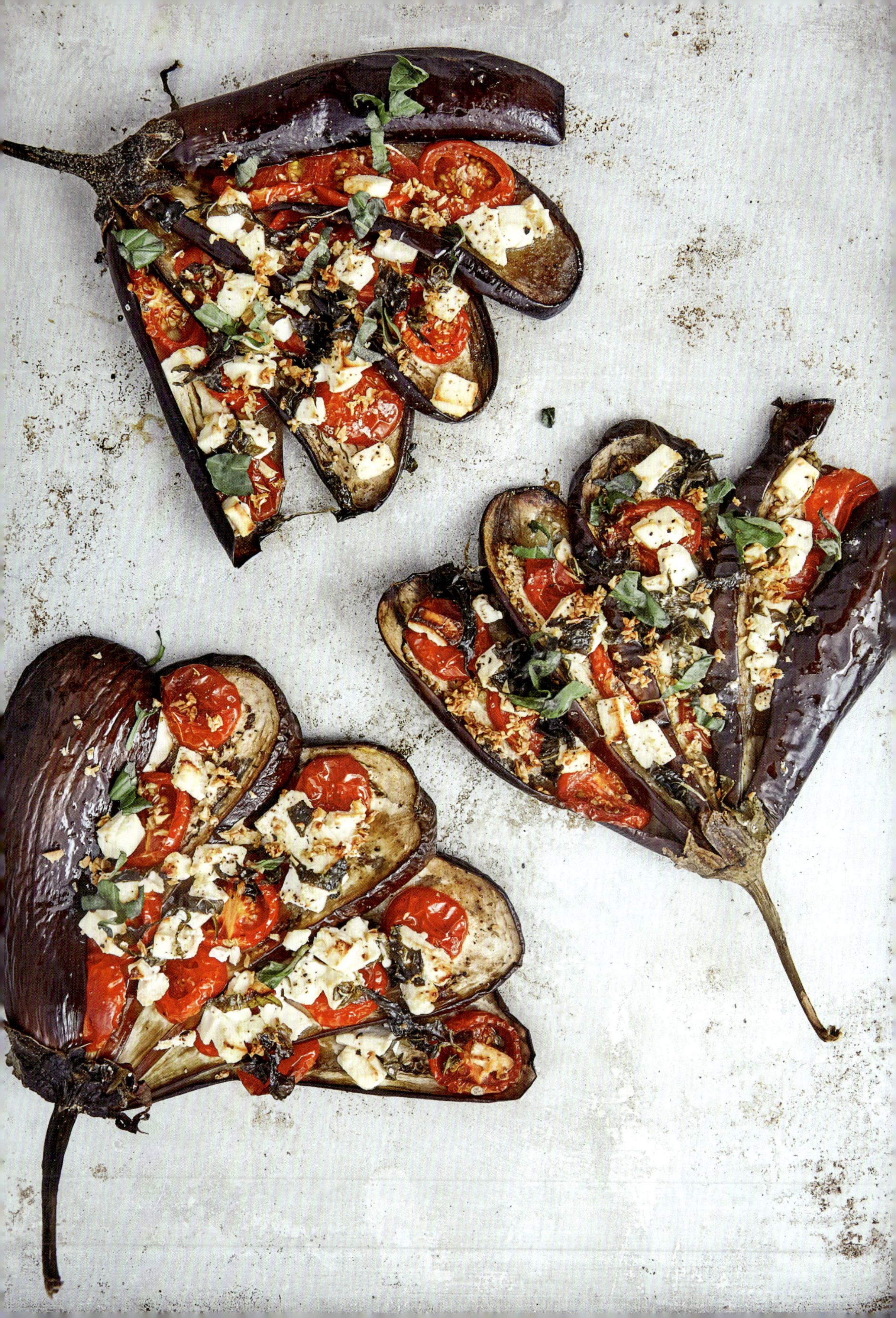

Gebackene Auberginen mit Tomaten

kühlt Leber-Hitze, Auberginen bewegen das Qi und das Blut

ZUTATEN

4 mittelgroße Auberginen (Melanzani)
1 TL Kräuter der Provence
2 EL Olivenöl
Salz
8–10 kleine Tomaten
100 g Feta

Den Backofen auf 170 °C vorheizen.

Die Auberginen waschen, der Länge nach in ca. 1 cm dicke Scheiben schneiden. Auf ein mit Backpapier ausgelegtes Backblech legen, mit Kräutern der Provence würzen, mit Olivenöl beträufeln und salzen.

Die Tomaten waschen und vierteln, auf den Auberginenscheiben verteilen.

Feta zerbröseln und ebenfalls auf den Auberginen verteilen. Alles für etwa 30 Minuten in den Backofen geben.

Dazu passen Kartoffeln, Basmatireis, Polenta oder Couscous.

Varianten

Wenn es schneller gehen soll, können Sie das Gemüse einfach in einer Pfanne anbraten (die Auberginen vorher in kleinere Stücke schneiden). Sie können dasselbe Rezept auch mit Zucchinis statt Auberginen probieren, Paprika eignet sich ebenfalls gut. Die Zubereitung im Backofen macht diese Sommergemüse etwas wärmender, sodass sie für Kältetypen bekömmlicher werden (z. B. bei Neigung zu dünnem Stuhl, Frieren, Wasseransammlungen).

Tipp

Kochen Sie eine größere Menge und essen Sie die Reste am Abend oder am nächsten Tag kalt als Antipasti. Das Gericht eignet sich auch gut zum Mitnehmen.

Spinat-Quinoa mit Feta

kühlt Leber-Hitze, nährt das Blut und das Yin

ZUTATEN

200 g Quinoa
1/2 kg frischer Spinat
1 TL gemahlene Koriandersamen oder gemahlener Kümmel
Salz
1 TL Butter
150 g Feta, in Würfeln
3 mittelgroße Tomaten, in Spalten

Quinoa in heißem Wasser waschen und in 400 ml frischem heißem Wasser zum Kochen bringen. Mit 1/2 TL Koriandersamen oder Kümmel würzen. Etwa 15 Minuten köcheln, dann 5 Minuten ziehen lassen.

Währenddessen den Spinat waschen und in sehr wenig Wasser bei geschlossenem Deckel 3–5 Minuten kochen lassen. Salzen und mit 1 Prise Koriandersamen oder Kümmel würzen.

Quinoa salzen, Butter dazugeben.

Quinoa und Spinat mischen. Mit Fetawürfeln nach Geschmack anrichten, mit ein paar Tomatenspalten garnieren.

Varianten

Statt Spinat passt auch gut ein Letscho aus Paprika, Auberginen, Tomaten und Zucchini.

Tipp

Quinoa ist ein Pseudogetreide, das neutral schmeckt und den höchsten Eiweißgehalt unter den Getreidearten hat. Es stärkt besonders die Nieren (Yin und Yang) und ist thermisch neutral. Falls Sie nicht wissen, was Sie dazu kochen sollen, denken Sie an Nudelsaucen, sie passen auch gut zu Quinoa.

Spargel auf Couscous mit frischer Minze

nährt das Leber-Yin, Minze bewegt das Qi, Spargel leitet feuchte Hitze aus

ZUTATEN

700 g grüner Spargel
2 EL Olivenöl
200 g Couscous
1/2 TL gemahlene Koriandersamen
1/2 TL gemahlener Kümmel
Salz
2 EL frische Minzeblätter
3 Radieschen, in Scheiben

Den grünen Spargel waschen, die Enden abschneiden oder schälen. Spargel in etwa 2 cm lange Stücke schneiden.

In 1 EL Olivenöl ca. 5 Minuten anbraten, dann mit 3–4 EL Wasser bei geschlossenem Deckel etwa 10 Minuten weich köcheln.

Couscous mit Koriandersamen und Kümmel würzen, mit 400 ml heißem Wasser aufgießen, 6 Minuten ziehen lassen. Salzen und 1 EL Olivenöl dazugeben.

Spargel auf Couscous anrichten. Mit frischen Minzeblättern und Radieschenscheiben garnieren.

Varianten

Statt Couscous können Sie auch Hirse oder Quinoa verwenden, beide nähren ebenfalls das Yin. Statt Minze passen Petersilie oder Basilikum. Kleine, mitgedünstete Tomaten harmonieren gut mit dem Spargel. Für mehr Geschmack kann man Feta daruntermischen bzw. Parmesan zugeben.

Tipp

Grünen Spargel muss man nicht schälen, weißen Spargel schon. Kaufen Sie Spargel bitte nur, wenn er Saison hat.

Rote-Bete-Hummus mit Süßkartoffeltalern

nährt das Leber-Blut und leitet feuchte Hitze aus

ZUTATEN

3 Süßkartoffeln
5 EL Olivenöl
1 TL Kräuter der Provence
1 TL gemahlene Koriandersamen
Salz
2 kleine rote Beten (Rote Rüben)
200 g gekochte Kichererbsen (aus der Dose)
2 EL Tahini (Sesammus)
1/2 TL gemahlener Kreuzkümmel
3 EL Petersilie oder Basilikum
Saft von 1/4 Zitrone

Den Backofen auf 180 °C vorheizen. Süßkartoffeln schälen und quer in dünne Scheiben schneiden. Auf einem mit Backpapier ausgelegten Backblech verteilen, ca. 2 EL Olivenöl darüberträufeln. Mit Kräutern der Provence und Koriandersamen würzen, gut salzen. Im Backofen etwa 40 Minuten backen, bis sie leicht knusprig sind.

Rote Beten mit Küchenhandschuhen schälen und – am besten mit einem großen, scharfen Messer – in kleine Stücke schneiden. Etwa 20 Minuten weich kochen.

Kichererbsen waschen und mit Tahini, 3 EL Olivenöl, Kreuzkümmel und Petersilie in ein Mixgefäß geben. Rote Beten dazugeben, alles mixen und mit Salz und Zitronensaft abschmecken (falls die Masse zu fest ist, noch etwas Olivenöl dazugeben).

Den Hummus in kleine Tassen füllen und auf die Teller stürzen. Mit den Süßkartoffeltalern servieren.

Varianten

Das Sesammus kann man auch weglassen, nehmen Sie in diesem Fall einfach mehr Olivenöl. Probieren Sie einmal statt der Roten Beten eine Avocado.

Tipp

Süßkartoffeln sind thermisch neutral und schmecken wie eine Mischung aus Kartoffeln und Karotten. Sie stärken besonders den Magen und die Milz und bauen das Nieren-Yin auf. Außerdem unterstützen sie das Leber-Blut und helfen, Feuchtigkeit auszuleiten. Sie können ähnlich wie Kartoffeln verwendet werden.

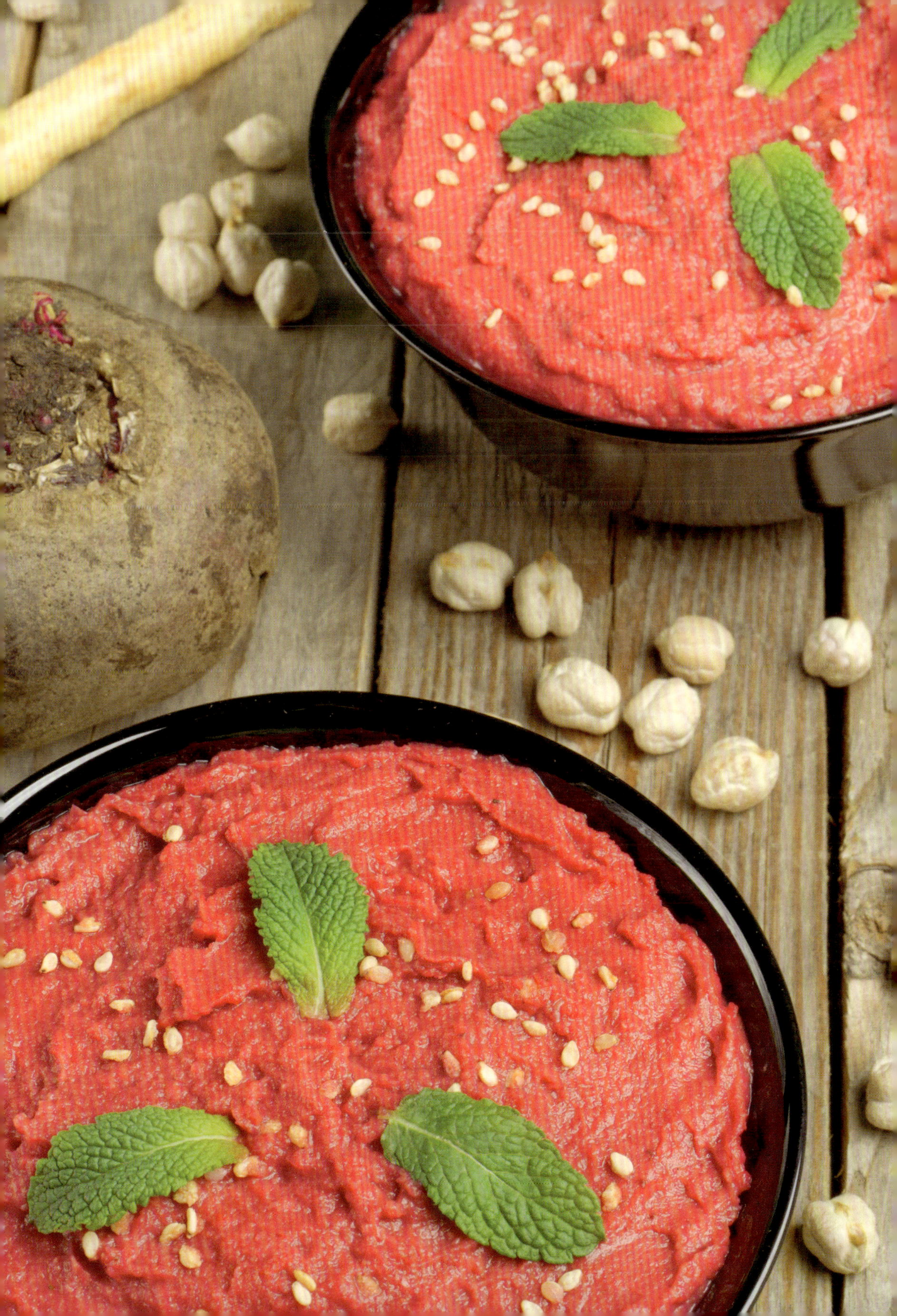

Linsen-Spinat-Eintopf mit Reis

kühlt Leber-Hitze, nährt das Leber-Blut und das Yin, leitet feuchte Hitze aus

ZUTATEN

125 g rote oder gelbe Linsen
1/4 TL gemahlene Kurkuma
1/2 TL gemahlener Kreuzkümmel
1/2 TL gemahlene Koriandersamen
150 ml Kokosmilch oder
1 EL Kokosraspeln
200 g Basmatireis
300 g frischer Spinat
1 EL Sesamöl
Salz

Die Linsen in kaltem Wasser waschen, bis sie nicht mehr schäumen. Dann in 250 ml frischem kaltem Wasser aufkochen. Mit Kurkuma, Kreuzkümmel und Koriandersamen würzen.

Kokosmilch dazugeben (Alternative: 1 EL Kokosflocken und mehr Wasser), etwa 15 Minuten köcheln lassen.

Basmatireis in 400 ml Wasser nach Packungsanleitung kochen.

Den frischen Spinat waschen und die letzten 5 Minuten zu den Linsen geben und mitköcheln lassen.

Linsen-Spinat-Mischung mit Sesamöl und Salz würzen und mit dem Basmatireis anrichten.

Varianten

Statt Spinat eignet sich auch Mangold sehr gut. Bei der Zubereitung des Mangolds brauchen die Stiele allerdings etwas länger als die Blätter: Waschen Sie sie gut, schneiden Sie sie in Stücke und geben Sie sie schon vor den Blättern zu den Linsen.
Mangold wirkt ähnlich wie Spinat, hat aber keinen Bezug zur Leber.

Tipp

Kokosraspeln sind bekömmlicher als die ziemlich fette Kokosmilch. Bei feuchter Hitze und Fettunverträglichkeit wählen Sie deshalb besser Kokosraspeln oder verwenden Sie Getreidemilch mit Kokosgeschmack. Kokosnuss stärkt die Nieren, besonders das Nieren-Yin (gut für Knochen, Zähne, Haare, Gehirn). Die frische Kokosnuss kann auch inneren Leber-Wind beruhigen.

Bohneneintopf mit Kürbis und Karotten

nährt das Leber-Blut und das Yin

ZUTATEN

1 kleiner Hokkaidokürbis
3 große Karotten
1/2 TL gemahlene Koriandersamen
1/2 TL getrockneter Majoran
1/2 TL gemahlener Kreuzkümmel
200 ml Kokosmilch
Salz
100 g gekochte Kidneybohnen (aus der Dose)

Hokkaidokürbis waschen und mit einem großen, scharfen Messer in Stücke schneiden (ohne ihn zu schälen). Kerne entfernen.

Karotten waschen und in größere Stücke schneiden. Kürbis- und Karottenstücke in einem großen Topf mit etwa 250 ml Wasser bedecken. Aufkochen und mit Koriandersamen, Majoran und Kreuzkümmel würzen. Nach 10 Minuten mit der Kokosmilch aufgießen und bei geschlossenem Deckel weitere 10 Minuten weichdünsten. Gemüse ausreichend salzen.

Kidneybohnen gut in einem Sieb waschen und zum Gemüse geben. Mit einem Stabmixer einige Gemüsestücke und Bohnen pürieren, damit die Sauce cremiger wird (entweder gleich im Topf oder in einem separaten Gefäß).

Dazu passt Basmatireis mit Cashewkernen.

Varianten

Im Sommer passen auch gut Zucchini, Paprika und Tomaten statt Kürbis und Karotten. Durch das Sommergemüse wird das Gericht kühlender und baut die Körpersäfte stärker auf. Das hilft z. B. bei trockener Haut und trockenem Stuhl. Frische Kräuter schmecken gut zu diesem Gericht und bringen eine Qi-bewegende Wirkung.

Tipp

Verwenden Sie bei feuchter Hitze oder Fettunverträglichkeit statt der Kokosmilch eine Getreide-Kokos-Milch, z. B. einen Reisdrink mit Kokosgeschmack.
Wenn Sie eine Sauce machen wollen, pürieren Sie einfach einen Teil des Gemüses. So sparen Sie sich die Zugabe von Mehl und anderen Bindemitteln.

Süßkartoffelmus mit Tomatenreis

nährt das Leber-Blut, kühlt Leber-Hitze

ZUTATEN

2–3 Süßkartoffeln
1/2 TL gemahlene Koriandersamen
1/2 TL gemahlener Kreuzkümmel
Salz
2 TL Butter
200 g Basmatireis
8 kleine Tomaten
1 TL Kräuter der Provence
2 TL Olivenöl

Süßkartoffeln im Ganzen weich kochen (ca. 45 Minuten). Dann schälen und mit einer Gabel zu Mus zerdrücken. Mit Koriandersamen und Kreuzkümmel würzen, salzen, Butter dazugeben.

Basmatireis gut waschen und in 400 ml Wasser aufkochen. Etwa 20 Minuten bei kleiner Hitze weich köcheln, salzen.

Tomaten waschen und klein schneiden, unter den fertigen Reis mischen. Mit Kräutern der Provence würzen und salzen, Olivenöl dazugeben.

Süßkartoffelmus mit dem Reis auf einem Teller anrichten.

Varianten

Probieren Sie statt der Süßkartoffeln Sellerieknollen, Pastinaken oder Petersilienwurzeln: Kochen Sie das Gemüse weich und pürieren Sie es mit einem Stabmixer. Auch Mischungen aus diesen Sorten schmecken gut.

Tipp

Wenn es schneller gehen soll, schälen Sie die Süßkartoffeln zuerst und schneiden Sie sie in kleine Stücke, diese sind in 10 Minuten weich. Weil Süßkartoffeln recht hart sind, verwenden Sie zum Schneiden am besten ein großes, scharfes Messer.

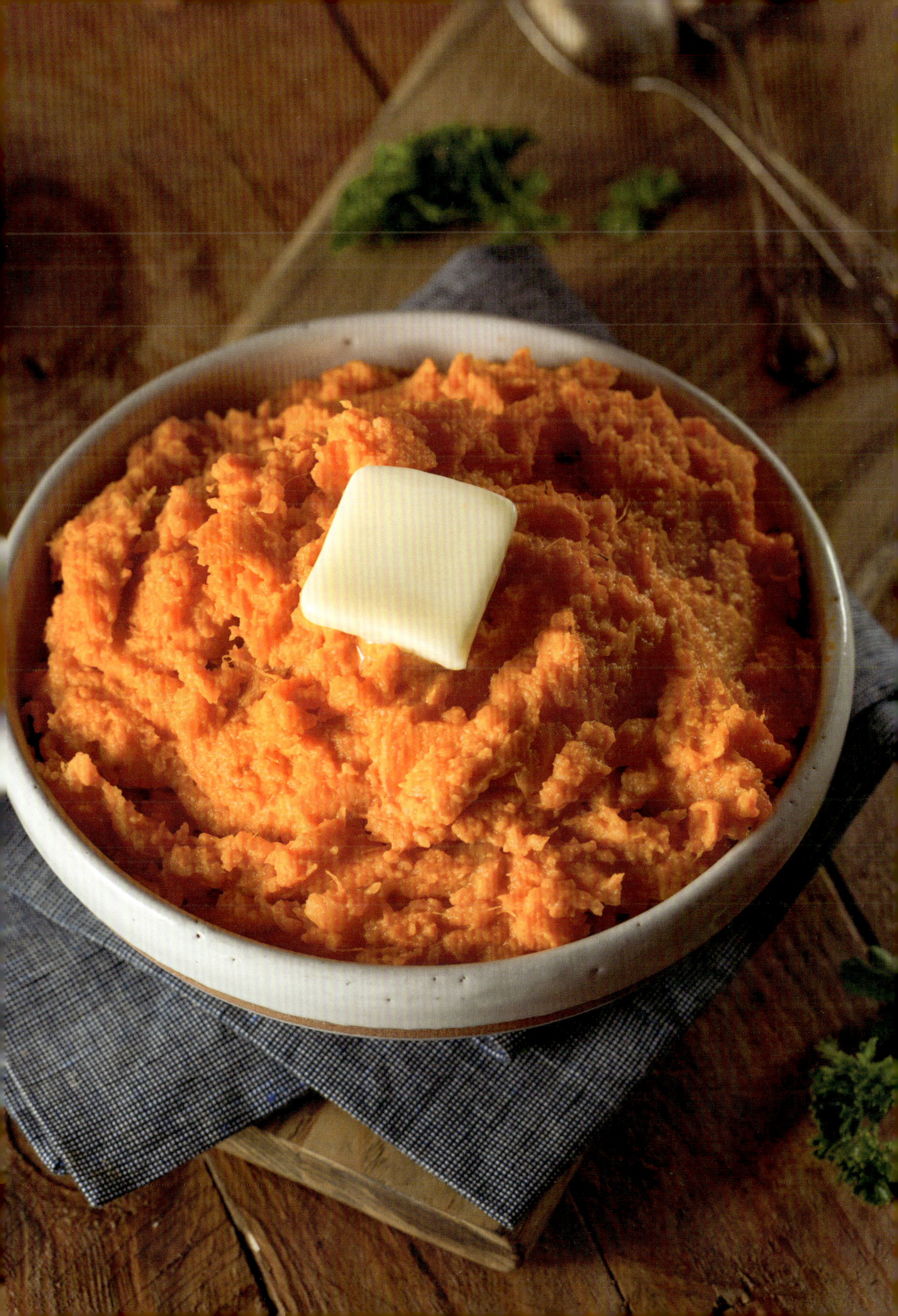

Kartoffellaibchen mit exotischem Karottengemüse

nährt das Leber-Blut, bewegt das Qi

ZUTATEN

3 große Kartoffeln
100 g Feta, zerkrümelt
1/2 Bund Petersilie, gehackt
1 TL gemahlene Koriandersamen
Salz
5 große Karotten
2 TL Olivenöl
ca. 1 cm frischer Ingwer
1/2 TL gemahlener Kreuzkümmel
1/2 TL gemahlene Kurkuma
2 EL Rosinen
100 ml heißes Wasser
Saft von 1/4 Zitrone
3 EL Sonnenblumenkerne
3 EL Mungbohnen- oder Sojasprossen

Tipp

Die Laibchen schmecken auch kalt sehr gut. Machen Sie mehr davon und nehmen Sie sie am nächsten Tag zur Arbeit mit. Dazu passt ein kleiner grüner Salat. Auch für Wanderungen sind die Kartoffellaibchen ein feiner Mitnehm-Snack.

Kartoffeln weich kochen, schälen und mit einer Gabel zerdrücken. Mit dem Feta und der Petersilie mischen (einen Teil Petersilie für die Dekoration aufbewahren). Masse mit 1/2 TL gemahlenen Koriandersamen würzen, gut salzen. Den Backofen auf 180 °C vorheizen. Mit nassen Händen Laibchen formen und auf dem mit Backpapier ausgelegten Backblech verteilen. Für etwa 40 Minuten in den Backofen geben, bis sie leicht gebräunt sind.

Währenddessen Karotten in möglichst dünne Scheiben schneiden, in einer Pfanne mit dem Olivenöl einige Minuten sanft anbraten.

Den Ingwer schälen, klein hacken und dazugeben. Mit Kreuzkümmel, Kurkuma und 1/2 TL Koriandersamen würzen, salzen. Rosinen dazugeben, mit wenig Zitronensaft würzen. Mit etwas heißem Wasser aufgießen und alles etwa 20 Minuten bei geschlossenem Deckel weich dünsten lassen (im Zweifel eher länger).

Sonnenblumenkerne trocken in einer beschichteten Pfanne kurz bei hoher Hitze anrösten. Mit dem Rest Petersilie über die Karotten streuen. Laibchen mit den Karotten anrichten. Nach Geschmack einige Sprossen dazugeben.

Varianten

Wenn Sie starke innere Hitze, hochschießendes Leber-Yang oder Blut-Mangel haben, verwenden Sie Ingwer bitte nur sehr zurückhaltend, denn er wirkt sehr wärmend (die Gewohnheit, jeden Tag Ingwertee zu trinken, ist für die meisten Menschen zu erhitzend).

Chicorée aus dem Ofen mit Petersilienkartoffeln

bewegt das Qi, fördert den Gallenfluss

ZUTATEN

6 Stück Chicorée
2 EL Olivenöl
1 TL Kräuter der Provence
Salz
4 EL Mozzarella, gerieben
1 kg festkochende Kartoffeln
1/2 Bund Petersilie, fein geschnitten
1 EL Butter

Den Backofen auf 180 °C vorheizen. Die Enden des Chicorées abschneiden (ca. 2 cm) und die äußeren 2–3 Blätter abziehen (waschen ist nicht notwendig). Längs halbieren und in einer ofenfesten Form verteilen. Mit Olivenöl beträufeln, Kräuter der Provence darüberstreuen und salzen. Im Backofen rund 25 Minuten backen.

Nach der Hälfte der Backzeit etwa 100 ml Wasser zugießen. Nach weiteren 2–3 Minuten mit Mozzarella bestreuen und dann fertig backen. Kartoffeln währenddessen in der Schale weich kochen. Dann schälen und mit der Petersilie in etwas Butter schwenken, salzen.

Die Kartoffeln mit dem Chicorée anrichten.

Varianten

Um Chicorée frisch zu halten, lagern Sie ihn kühl und dunkel, am besten in Papier eingewickelt. Chicorée ist ein typisches Wintergemüse, das allerdings das ganze Jahr gezüchtet wird und deshalb meistens frisch erhältlich ist. Falls er Ihnen zu bitter ist, gießen Sie ihn für dieses Gericht mit etwas Schlagsahne auf. Sie können vor dem Zubereiten auch den inneren Strunk herausschneiden, er ist am bittersten. Gerade der bittere Geschmack tut jedoch der Leber sehr gut und regt den Gallenfluss an. Chicorée kann auch roh als Salat gegessen werden oder gedünstet aus der Pfanne.

Kartoffel-Spinat-Auflauf

nährt das Leber-Blut und das Leber-Yin

ZUTATEN

1 kg Kartoffeln
1 Eigelb
3 EL saure Sahne (Sauerrahm)
1 TL gemahlener Kümmel
Salz
200 g Champignons
200 g frischer Spinat
100 g Mozzarella, gerieben
Kresse nach Belieben

Kartoffeln weich kochen und schälen, mit einer Gabel zerdrücken. In einer ofenfesten Form mit Eigelb, saurer Sahne, Kümmel und Salz vermischen.

Champignons putzen bzw. waschen und vierteln. Spinat eventuell entstielen, waschen, abtropfen lassen und in 4 EL Wasser in einem Topf mit geschlossenem Deckel 2 Minuten aufkochen, salzen.

Den Backofen auf 180 °C vorheizen. Champignons und Spinat unter die Kartoffeln mischen. Masse mit Mozzarella bestreuen und etwa 15 Minuten backen, bis der Käse gebräunt ist.

Mit frischer Kresse anrichten.

Varianten

Der Auflauf gelingt auch gut mit anderen Gemüsesorten wie Zucchini und Paprika, die Sie gleich roh zur Kartoffelmasse geben können (sie werden im Backofen gar). Das Eigelb kann man auch weglassen, es verstärkt allerdings die blutnährende Wirkung.

Tipp

Kresse ist das ganze Jahr frisch erhältlich und man kann sie auch gut selber anbauen. Dieses leicht scharfe Kraut bewegt das Leber-Qi, reinigt das Blut und kühlt Blut-Hitze, wie z. B. bei Neurodermitis, Akne und Juckreiz. Brunnenkresse hat die gleiche Wirkung – nur noch intensiver. Mit frischen Kräutern können Sie jede Mahlzeit aufwerten und leberfreundlicher machen.

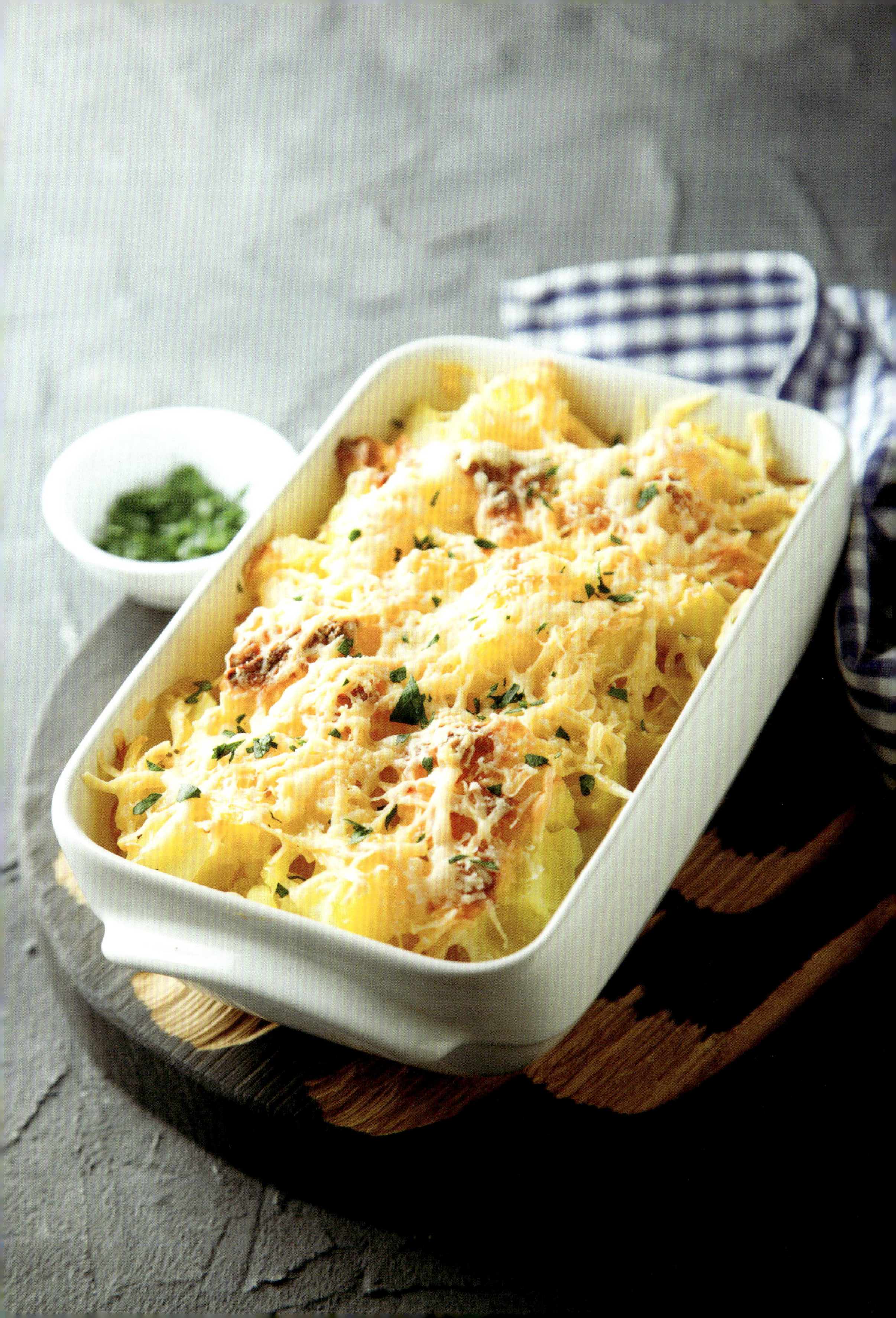

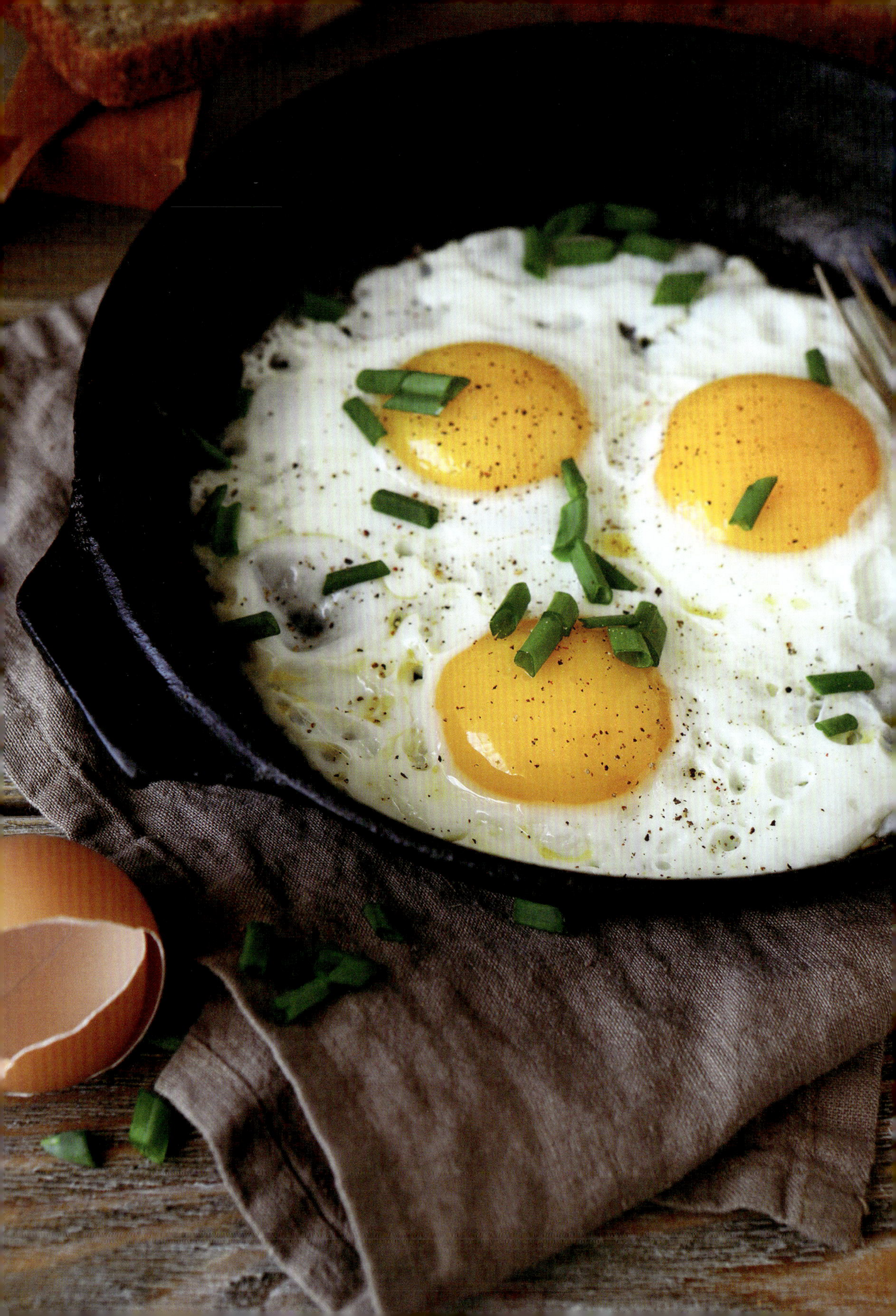

Spiegelei mit Brokkolimus und Röstbrot

nährt das Leber-Blut

ZUTATEN

1 Brokkoli
4 Eier (eines pro Person)
2 TL Butterschmalz oder Kokosfett
2 Scheiben Brot
100 g Feta
1 EL Olivenöl
2 EL Cashewmus
1 TL gemahlene Koriandersamen
Salz

Den Brokkoli waschen und klein schneiden, harte Stellen am Stiel entfernen bzw. schälen. Mit wenig Wasser bei geschlossenem Deckel etwa 10 Minuten weich dünsten (je kleiner die Stücke, desto schneller geht es).

Währenddessen die Eier in einer großen Pfanne mit etwas Butterschmalz oder Kokosfett zu Spiegeleiern braten.

Brot und Feta in Würfel schneiden und in einer Pfanne mit etwas Olivenöl 5 Minuten anbraten.

Brokkoli-Kochwasser abgießen (oder trinken), Brokkoli mit Cashewmus, Koriandersamen und Salz pürieren.

Mit einer kleinen Tasse Brokkolimus auf Teller stürzen und mit Spiegelei, Brot und Feta anrichten.

Varianten

Wenn es schnell gehen soll, dünsten Sie statt des Brokkolimuses ein paar Tomaten 5 Minuten in Olivenöl an. Ebenso schnell geht es mit Paprika und Zucchini. Die Zugabe von gedünstetem Gemüse macht Eier und Brot viel bekömmlicher und liefert wertvolles Qi (Nährstoffe).

Tipp

Das Brokkolimus lässt sich gut vorbereiten und bis zu 3 Tage im Schraubglas im Kühlschrank aufbewahren. Für mehr Geschmack geben Sie etwas geriebenen Käse dazu. Brot gilt in der TCM als schwer verdaulich, achten Sie auf die Signale Ihrer Verdauung nach dem Brotgenuss (z. B. auf Blähungen). Durch Anrösten wird es bekömmlicher, auch abgelegenes Brot ist bekömmlicher als frisches.

Tomaten auf Mozzarella à la TCM

kühlt Leber-Hitze, bewegt das Qi

ZUTATEN

5 große Tomaten
4 Kugeln Mozzarella
Salz
1 TL gemahlene Koriandersamen
viel frisches Basilikum, fein geschnitten
3 EL Olivenöl
3 EL Balsamicoessig

Den Backofen auf 160 °C vorheizen. Tomaten waschen und in Scheiben schneiden, Mozzarella in Scheiben schneiden. Tomaten und Mozzarella auf ein Backblech schichten, salzen und mit Koriandersamen bestreuen. Etwa 15 Minuten backen.

Großzügig mit frischem Basilikum bestreuen und mit Olivenöl und Balsamicoessig anrichten.

Dazu passt eine Scheibe Butterbrot oder gekochtes Getreide.

Varianten

Erweitern Sie das Gericht mit Paprika, Zucchini und Auberginen zu einem mit Mozzarella überbackenen Ofengemüse. Dazu passen Polenta, Hirse oder Reis.

Tipp

Mozzarella mit Tomaten – das ist ein sehr befeuchtendes und kühlendes Gericht. Auch das Weißbrot, das wir normalerweise dazu essen, ist schwer verdaulich. Hilfreich sind die Zubereitung im Backofen und die Zugabe von Koriandersamen und Basilikum, die das Gericht bekömmlicher machen. Nehmen Sie ruhig mehr Basilikum als üblicherweise. Wenn Sie viel Feuchtigkeit haben (z. B. Ödeme, nässende Ekzeme), essen Sie dieses Gericht nur selten.

Paprika-Couscous-Päckchen aus dem Ofen

nährt das Leber-Blut und das Leber-Yin

ZUTATEN

1/2 Bund Petersilie
4 EL Kresse
1/2 TL getrockneter Thymian
1/2 TL gemahlene Koriandersamen
Salz
200 g Couscous
3 EL Olivenöl
4 größere Paprika
3 EL Parmesan

Petersilie waschen und klein hacken, mit Kresse, Thymian, Koriandersamen und 1/2 TL Salz in einer Schüssel vermischen. Den Couscous dazumischen.

400 ml Wasser im Wasserkocher erhitzen und über den Kräutercouscous leeren. 7 Minuten ziehen lassen, 1 EL Olivenöl dazugeben.

Den Backofen auf 180 °C vorheizen. Paprika waschen und längs halbieren, Kerne entfernen. Die Hälften auf einem mit Backpapier ausgelegten Backblech verteilen und mit etwas Olivenöl bestreichen. Die Couscousmischung einfüllen. Mit dem Parmesan bestreuen und 30 Minuten im Backofen überbacken.

Dazu passt ein kleiner grüner Salat.

Varianten

Statt der Paprika können Sie auch Auberginen oder Zucchini längs in Hälften schneiden, etwas aushöhlen und mit Couscous füllen. Und statt Couscous passt auch gut vorgekochte Polenta, gemischt mit Fetawürfeln.

Tipp

Klein geschnittene Tomaten bringen mehr kühlende Wirkung in die Couscousmischung, getrocknete Tomaten oder Oliven sorgen für mehr Geschmack.

Rosenkohl mit Pilzen und Pinienkernen

nährt das Leber-Blut und das Yin, leitet feuchte Hitze aus, unterdrückt inneren Wind

ZUTATEN

600 g Rosenkohl (Kohlsprossen)
250 g Austernpilze
ca. 1 cm frischer Ingwer, geschält, gehackt
1 TL getrockneter Thymian
4 EL Pinienkerne
Salz
1–2 EL Butter

Den Strunk des Rosenkohls wegschneiden und die äußerste Schicht abziehen, große Köpfe halbieren oder vierteln. Mit 200 ml Wasser aufkochen, bei geschlossenem Deckel und niedriger Temperatur etwa 15 Minuten weich dünsten.

Austernpilze putzen bzw. waschen, in mundgerechte Stücke schneiden und mit Ingwer, Thymian und Pinienkernen in 200 ml Wasser etwa 7 Minuten weich dünsten. Salzen.

Rosenkohl mit der Pilzmischung und Butter anrichten.

Dazu passt Basmatireis.

Varianten

Statt der Austernpilze können Sie Champignons verwenden, auch diese leiten feuchte Hitze aus – und können zusätzlich noch Leber-Wind beruhigen. Statt der Pinienkerne schmecken auch Sonnenblumenkerne gut.

Tipp

Austernpilze verderben sehr schnell, achten Sie auf Qualität und Frische und verbrauchen Sie sie innerhalb von 1–2 Tagen. Frische Pilze schmecken zart, alte Pilze werden zäh. Austernpilze sind bei uns das ganze Jahr als Zuchtpilze erhältlich. Sie müssen übrigens nicht gewaschen werden, kurzes Abbürsten bzw. -reiben genügt. Austernpilze sind eine sehr gute Eiweißquelle.

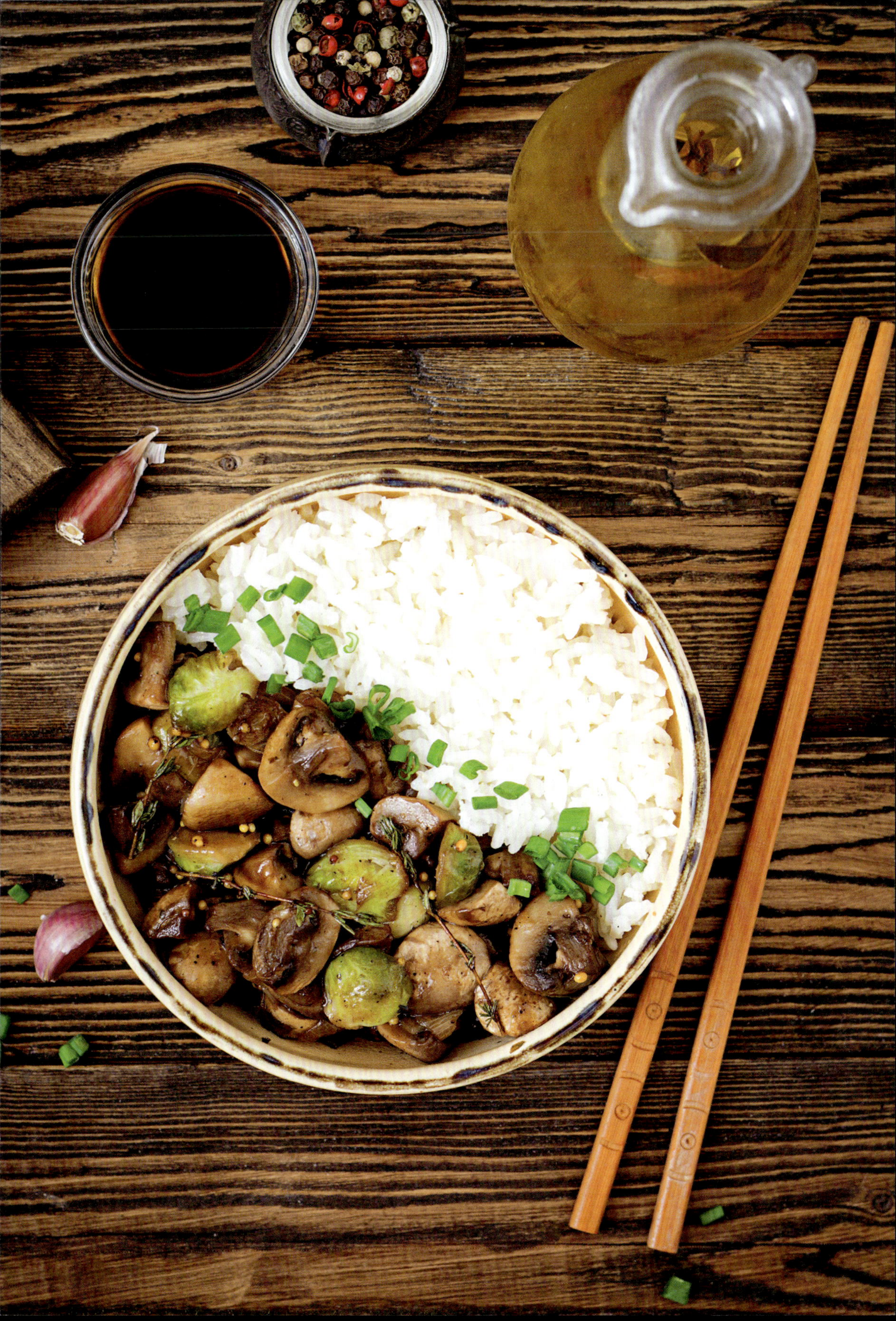

Fenchelrisotto

bewegt das Leber-Qi

ZUTATEN

1 Fenchel
3 EL Butter
Salz
200 g Risottoreis
600 ml Gemüsebrühe
1/2 TL gemahlener Kreuzkümmel
1/2 TL gemahlene Koriandersamen
1/2 TL getrockneter Oregano
1/4 TL Kurkuma
3 EL Parmesan, gerieben
3 EL frische Petersilie, klein gehackt

Fenchel waschen, den Strunk wegschneiden. Fenchel in mundgerechte Stücke schneiden und in 1 EL Butter einige Minuten sanft anbraten, salzen.

Risottoreis waschen, in 2 EL Butter glasig andünsten, nach und nach die Gemüsebrühe zugießen. Die Gewürze zugeben. Fenchel nach einigen Minuten ebenfalls dazugeben und mitköcheln.

Zum Schluss mit Salz abschmecken. Mit Parmesan und Petersilie anrichten.

Varianten

Wenn es schnell gehen soll, können Sie einfach Basmatireis verwenden. Statt der Gemüsebrühe passt auch Wasser, kochen Sie dann ein kleines Stück Sellerieknolle für den Geschmack mit.

Tipp

Fenchel ist wärmend und bewegt das Qi. Er ist besonders bei Menstruationsbeschwerden empfehlenswert. Zur Wirkungsverstärkung können Sie Fenchelsamen als Gewürz hinzufügen.

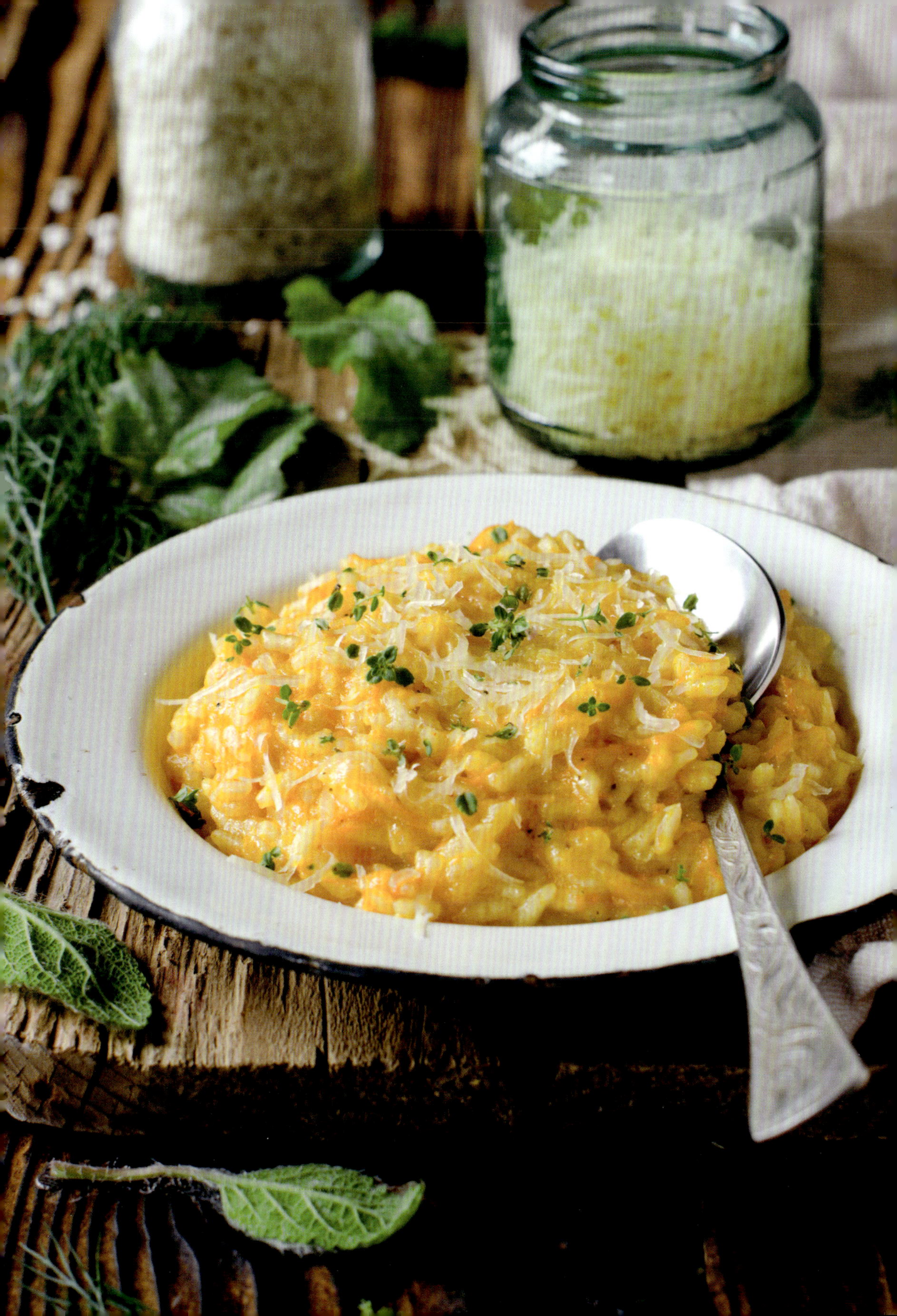

Italienisches Fenchelgemüse

bewegt das Leber-Qi, kühlt Leber-Hitze

ZUTATEN

1 Fenchel
2 EL Olivenöl
Salz
100 g Champignons
4 große Tomaten
1 TL Kräuter der Provence
1/2 TL gemahlener Kümmel
Saft von 1/4 Zitrone

Fenchel waschen und den Strunk wegschneiden. Das grüne Fenchelkraut vorsichtig abschneiden und für die Dekoration beiseitelegen. Fenchel in mundgerechte Stücke schneiden. In Olivenöl 5 Minuten sanft anbraten, salzen.

Champignons und Tomaten waschen und ebenfalls in mundgerechte Stücke schneiden. Zum Fenchel geben, mit Kräutern der Provence und Kümmel würzen und weitere 10 Minuten weich dünsten. Eventuell etwas heißes Wasser nachgießen, wenn es zu trocken wird. Salzen und mit dem Fenchelgrün anrichten.

Dazu passen Kartoffeln oder Polenta.

Varianten

Eine komplette Mahlzeit erhalten Sie, wenn Sie dem Gemüse sättigende Zutaten wie Feta oder Fisch zugeben. Auch Cashewkerne und andere Nüsse oder Kerne kann man mitkochen. Das Gemüse schmeckt auch kalt, ähnlich wie ein Gemüsesalat.

Gefüllter Ofenkürbis mit Tomatenreis

nährt das Leber-Blut und das Yin, kühlt Hitze

ZUTATEN

2 mittelgroße Hokkaidokürbisse
3 EL Olivenöl
1/2 TL gemahlene Koriandersamen
1/2 TL gemahlener Kreuzkümmel
Salz
200 g Basmatireis
200 g gestückelte Tomaten (aus Packung oder Dose)
1/2 TL gemahlener Kümmel
3 EL Parmesan, gerieben
1/2 Bund Petersilie, fein geschnitten
3 EL saure Sahne (Sauerrahm)

Den Backofen auf 180 °C vorheizen. Den Kürbis gut waschen und halbieren, die Kerne entfernen (Hokkaidokürbisse müssen nicht geschält werden, schneiden Sie mögliche Ausbuchtungen einfach weg).

Die Kürbishälften mit Olivenöl beträufeln (mit einem Löffelchen gut verteilen), mit Koriandersamen und Kreuzkümmel würzen, gut salzen. Mit der Schnitthälfte nach unten auf ein Backblech geben, etwa 35 Minuten backen (mit einer Gabel prüfen, ob der Kürbis weich ist).

In der Zwischenzeit den Basmatireis gut in kaltem Wasser waschen und etwa 15 Minuten in 400 ml Wasser weich köcheln, mit Kümmel würzen und salzen. Gestückelte Tomaten zum Reis geben und weitere 5 Minuten durchziehen lassen.

Die fertigen Kürbishälften mit dem Reis füllen und mit Parmesan bestreuen, weitere 5–10 Minuten überbacken. Mit frischer Petersilie und etwas saurer Sahne anrichten.

Varianten

Statt Reis passt auch gut Couscous. Falls Sie zu Verstopfung mit hartem Stuhl neigen, ist der Reis für Sie möglicherweise zu trocknend. Couscous ist dann die bessere Wahl. Übergießen Sie 200 g Couscous mit 400 ml kochendem Wasser und lassen Sie ihn etwa 7 Minuten ziehen. Würzen Sie ihn dann und verarbeiten Sie ihn wie im Rezept weiter.

Tipp

Frische Tomaten kaufe ich nur im Sommer und Herbst, solange es die heimischen gibt. Im Winter und Frühling weiche ich auf Tomaten aus der Dose bzw. aus der Packung aus und verwende sie insgesamt seltener.

Schneller Pilzcouscous

nährt das Leber-Yin und leitet feuchte Hitze aus

ZUTATEN

250 g Shiitake- oder Austernpilze bzw. Champignons
3 EL Olivenöl
1 TL Kräuter der Provence
1/2 TL gemahlener Kümmel
Salz
250 g Couscous
2 EL Cashewkerne
frische Petersilie nach Geschmack, klein geschnitten
2 EL Parmesan

Pilze putzen und in mundgerechte Stücke schneiden. In einer Pfanne mit 2 EL Olivenöl, Kräutern der Provence, Kümmel und Salz 7 Minuten anbraten.

Couscous hinzugeben, umrühren und mit 200 ml heißem Wasser aufgießen. Weitere 7 Minuten bei niedriger Temperatur dünsten lassen.

Cashewkerne in einer beschichteten Pfanne 2 Minuten ohne Fett bei hoher Temperatur anrösten.

Den Pilzcouscous mit Petersilie, etwas Olivenöl, Cashewkernen und Parmesan anrichten.

Varianten

Auch Tomaten, Paprika und Auberginen eignen sich gut für dieses schnelle Gericht. Sie können es mit Fisch, verschiedenen Kernen und Nüssen und Kräutern nach Geschmack erweitern.

Tipp

Für eine exotischere Geschmacksrichtung geben Sie ein paar Rosinen und Kreuzkümmel in den Couscous. Auch ein kleines Stück frischer Ingwer passt gut dazu – schälen Sie diesen, schneiden Sie ihn klein und kochen Sie ihn mit.

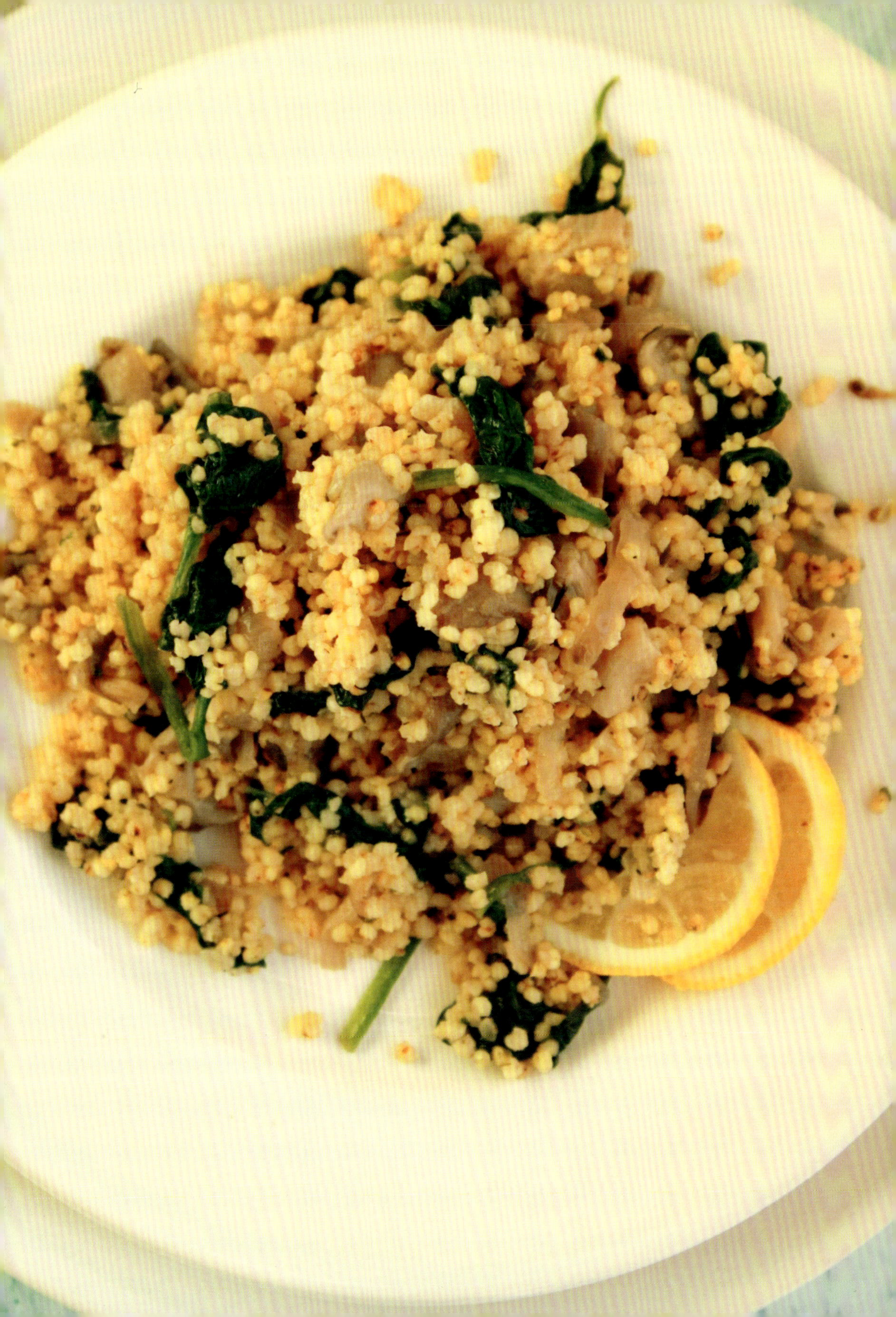

Kartoffel-Pastinaken-Püree mit Spiegelei und Knusperbrot

nährt das Leber-Blut und regt den Gallenfluss an

ZUTATEN

1/2 kg mehlige Kartoffeln
4 große Pastinaken
1 TL gemahlener Kümmel
Salz
1 EL Butter
1 TL Butterschmalz
6 Eier
1–2 Scheiben Brot

Kartoffeln weich kochen, schälen und zerstampfen.

Pastinaken mit dem Sparschäler schälen, von den Enden befreien, klein schneiden und weich kochen. Dann ebenfalls zerdrücken und zur Kartoffelmasse mischen. Mit Kümmel und Salz würzen, Butter dazugeben.

Butterschmalz in eine beschichtete Pfanne geben. Eier aufschlagen und im Butterschmalz zu Spiegeleiern braten. Salzen.

Brot in kleine Stücke schneiden und in einer beschichteten Pfanne bei hoher Temperatur kurz trocken anrösten.

Knusperbrot über das Püree geben. Spiegeleier mit dem Püree anrichten. Dazu passt ein kleiner grüner Salat.

Varianten

Verwenden Sie andere Wurzelgemüse, wie Karotten, Petersilienwurzel, Sellerieknolle. Die Pastinake hat von allen die stärkste Wirkung auf die Gallenblase, da sie den Gallenfluss anregt. Alle Arten von Wurzelgemüse wirken blutstärkend.

Tipp

Bei schwacher Verdauung essen Sie lieber ein Ei zum Püree – weich (ca. 4 Minuten) oder hart (ca. 9 Minuten) gekocht. Das Anbraten in Fett ist bei Verdauungsbeschwerden und feuchter Hitze nicht empfehlenswert.

Tofu-Zucchini-Spieße auf Polenta

kühlt Leber-Hitze, leitet feuchte Hitze aus

ZUTATEN

400 g Tofu natur
2 EL Olivenöl
2 EL Sojasauce (Tamari oder Shoyu)
1 TL Kräuter der Provence
1/2 TL gemahlene Kurkuma
1 EL Zitronensaft
3 kleine Zucchini
Salz
200 g Polenta
3 EL saure Sahne (Sauerrahm)

Tofu in größere Würfel schneiden. Marinade aus Olivenöl, Sojasauce, 1/2 TL Kräuter der Provence, Kurkuma und Zitronensaft in einer Schüssel zubereiten und Tofuwürfel mindestens 15 Minuten darin marinieren.

Zucchini waschen und in dickere Scheiben schneiden. Salzen und mit 1/2 TL Kräuter der Provence würzen.

Den Backofen auf 180 °C Ober-/Unterhitze vorheizen. Tofuwürfel abwechselnd mit den Zucchinischeiben auf Holzspieße geben und etwa 30 Minuten leicht knusprig backen.

400 ml Wasser zum Kochen bringen und salzen. Polenta einstreuen und mit einem Schneebesen gut umrühren. Herdplatte auf kleine Stufe stellen und Polenta etwa 10 sanft köcheln, bis sie weich ist. Die Polenta mit einem Klecks saurer Sahne zu den Spießen anrichten.

Varianten

Probieren Sie auch andere Gemüsearten am Spieß. Besonders gut schmecken Paprika und Champignons.

Tipp

Bevorzugen Sie Tofu aus regionaler Produktion. Wählen Sie Shoyu oder Tamari als Sojasauce, denn das sind Naturprodukte, die lange gereift (fermentiert) sind und viele positive Wirkungen auf unsere Gesundheit haben. Sie wirken unter anderem entgiftend und stärken die Darmflora sowie das Immunsystem.

Literaturliste

Ulrike von Blarer Zalokar u. a., Praxisbuch Nahrungsmittel und Chinesische Medizin, Schiedlberg 2011
Ute Engelhardt/Carl-Hermann Hempen, Chinesische Diätetik, München 2006
ChinesischeKrauter.com, Website, Artikel zu Bluthochdruck, http://www.chinesischekrauter.com/de/aus-dem-nahkastchen-der-tcm/bluthochdruck
Claudia Focks/Norman Hillenbrand (Hg.), Leitfaden Chinesische Medizin, München 2006
Manuela Heider de Jahnsen, Das große Handbuch der Chinesischen Ernährungslehre, Aitrang 2006
Christoph Holzinger, Diplomarbeit „Hypertonie“, Bacopa-Institut, https://www.bacopa.at/odok/btna/holzinger001.pdf
Bengt Jacoby, Gesünder leben mit den fünf Elementen, Freiburg im Breisgau 2000
Ted J. Kaptchuk, Das große Buch der chinesischen Medizin, Frankfurt a. M. 2006
Daverick Leggett, Selbstheilung durch Ernährung, München 2004
Udo Lorenzen/Andreas Noll, Die Wandlungsphasen der traditionellen chinesischen Medizin, Bd. 1, Wandlungsphase Holz, München 2013
Maria Michalitsch, Bluthochdruck aus der Sicht der chinesischen Medizin, http://www.chavy.at/2010/11/bluthochdruck-aus-der-sicht-der-chinesischen-medizin/
Paul Pitchford, Healing with Whole Foods, Berkeley 2002
Florian Ploberger, Das große Buch der westlichen Kräuter aus Sicht der Traditionellen Chinesischen Medizin, Schiedlberg 2015
Barbara Temelie, Ernährung nach den Fünf Elementen, Oy-Mittelberg 2008
Barbara Temelie, Mit der 5-Elemente-Ernährung zur Wohlfühlfigur, München 2009
Karin Wallnöfer, Chinesische Medizin verstehen, Norderstedt 2016
Georg Weidinger, Die Heilung der Mitte, Steyr 2011
Georg Weidinger, Die chinesische Hausapotheke, München 2015
Georg Weidinger, Der Goldene Weg der Mitte, Wr. Neustadt 2017
www.gesundheit.de/krankheiten/druesen-und-hormone/leber/leberzirrhose
www.heilkraeuter.de, Infos zur Wirkung der Kräuter
Katharina Ziegelbauer, TCM Praxis. Einfache Anwendungen in der Ernährung, Wien 2016 (eBook, erhältlich auf www.ernaehrungsberatung-wien.at/e-shop)
Katharina Ziegelbauer, Jucken adé. Richtig essen bei Neurodermitis, Kneipp Verlag, Wien 2017